의학 오디세이

의학 오딧세이
— 인간의 몸, 과학을 만나다

1판 13쇄 발행   2024년 1월 15일
1판 1쇄 발행   2007년 2월 10일

지은이   강신익, 신동원, 여인석, 황상익
펴낸이   정순구
책임편집   김수영
기획편집   조원식, 정윤경, 조수정
표지디자인   이파얼
본문디자인   이미연
마케팅   황주영

출력   ING
용지   한서지업사
인쇄   한영문화사
제본   한영제책사

펴낸곳   (주) 역사비평사
등록   제300-2007-139호 (2007. 9. 20)
주소   10497 경기도 고양시 덕양구 화중로 100(비젼타워 21) 506호
전화   02-741-6123~5
팩스   02-741-6126
홈페이지   www.yukbi.com
이메일   yukbi88@naver.com

ⓒ 강신익 신동원 여인석 황상익, 2007
ISBN 978-89-7696-269-0 / 03510

이 도서의 국립중앙도서관 출판시도서목록(CIP)은 e-CIP 홈페이지(http://www.nl.go.kr/cip.php)에서
이용하실 수 있습니다.(CIP 제어번호 : CIP2007000324)

* 책값은 표지 뒷면에 표시되어 있습니다.
  잘못 만들어진 책은 구입하신 서점에서 바꾸어 드립니다.

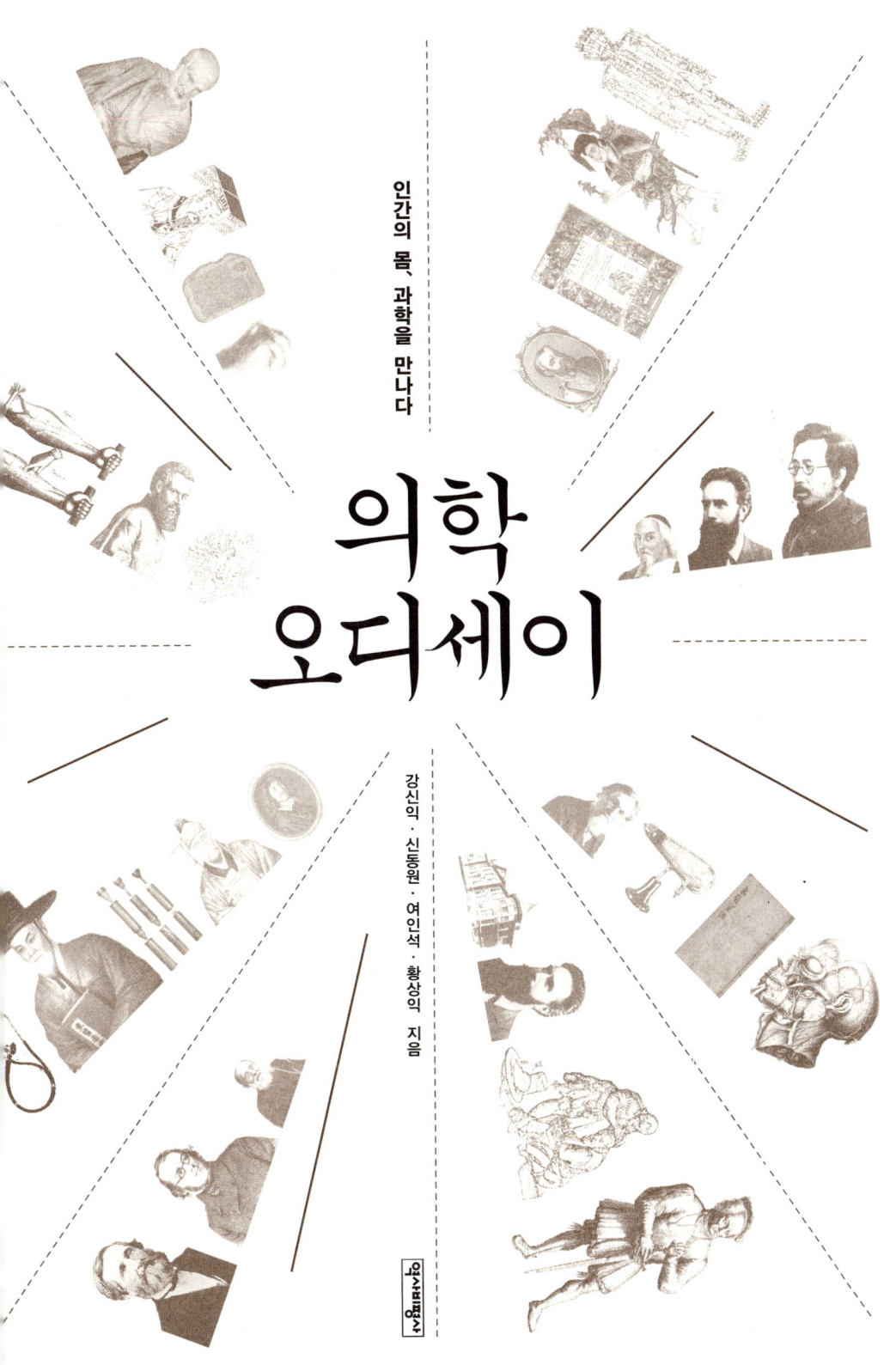

책머리에

인류의 역사는 질병과 의학의 역사

"인류의 역사는 질병의 역사다."

이 말은 역사를 지나치게 일면적으로 보는 듯하지만, 그만큼 인류가 수많은 질병에 시달려온 사실을 극명하게 표현하고 있다.

역사적으로 개인·가정·사회에 질병만큼 큰 영향을 끼쳐온 것은 찾아보기 힘들다. 예를 들어 우리 주변의 누군가가 암과 같이 치유되기 어려운 질병에 걸렸다고 하자. 이때 질병은 한 개인의 삶을 송두리째 바꾸어 놓을 뿐 아니라 가족에게도 감내하기 어려운 시련을 준다. 그리고 질병에 걸린 환자가 많으면 사회에도 큰 부담이 된다.

아무리 끔찍한 전쟁이라 하더라도 질병의 피해에는 비교가 되지 않는다. 예컨대 4년 반에 걸친 제1차 세계대전에서 사망자는 군인과 민간인을 모두 합쳐 약 850만 명이었지만, 전쟁이 끝날 무렵부터 1년 동안 유행한 '에스파냐 독감'에 걸려 죽은 사람은 세계적으로 2천만 내지 5천만 명이나 된다. 당시 후진국이었던 인도와 중국에서는 독감 유행으로 사회기능이 마비되어 사망자 수를 제대로 파악할 수 없을 정도였다. 질병은 대부분 전쟁과 기아, 그리고 재난에 수반되기 때문에 그 피해는 언제나 컸다. 이러한 예는 인류 역사에서 너무나 많다. 중세 말의 흑사병이나 16세기에 침략자 유럽인들이 유입한 병원균으로 집단 몰살된 아메리카 원주민의 예는 역사학자들이 밝힌 몇 가지 사례에 지나지 않는다.

물론 그러한 질병들에 대해 인간이 무조건 손을 놓고 당하고만 있었던 것은 아니다. 현대인의 눈에는 매우 조잡하고 유치할지 모르지만 인류는 탄생 초기부터 질병에 대해 나름대로 대처해왔고, 인류 역사의 발전에 따라 의학도 발전해왔다. 그런 점에서 "인류의 역사는 의학의 역사"라고 할 수 있다.

정치·경제·사회·문화·과학기술·종교·사상 등 인간생활의 수많은 요인이 의학의 형성과 발전에 영향을 미쳐왔다. 원시인의 주술적 세계관과 생활은 주술적 의술, 즉 무의巫醫와 천두술穿頭術을 낳았다. 고대 그리스에서 꽃핀 합리적 사상과 4원소설四元素說은 히포크라테스 의학의 모태 구실을 했고, 고대 중국의 음양이론은 한의학의 바탕이 되었으며, 중세의 서양 의학은 기독교 교리를 빼놓고는 이해할 수 없다. 또한 근대에 발전한 과학기술은 의학의 모습을 환골탈태시켜 '과학적인 의학'을 탄생시켰다. 요컨대 의학과 인간생활은 태초부터 불가분의 관계를 맺어왔고, 앞으로도 그럴 것이다.

그러나 의학이 다른 사회적 요인의 영향을 일방적으로 받기만 한 것은 아니다. 예컨대 르네상스 시기부터 발전하기 시작한 인체해부학은 '관찰'이라는 탐구 방법을 과학의 다른 영역으로 확장시켰을 뿐 아니라 인간과 인체에 대한 기존 관점을 변화시켰다. 또한 17세기 의학자 하비가 발견한 혈액순환의 원리와 그 증명 방법은 기계론적 철학의 중요한 근거가 되었다. 게다가 최근의 유전자 의학은 인간 존재에 대한 인식과 삶의 방식에 커다란 도전이 될지도 모른다. 이렇듯 현대 의학과 의료제도는 현대사회의 산물인 동시에 현대인의 삶을 상당 정도 규정하고 있다.

순전히 의학만의 공은 결코 아니지만 현대사회에 이룩된 의학의 발전 덕분에 인간의 수명은 놀랄 만큼 늘어났고 건강도 크게 향상되었다. 한 세기 전만 하더라도 태어난 아기의 수명과 미래를 전혀 예측할 수 없었지만, 이제는 인류 역사상 처음으로 70년, 80년 또는 그 이상의 인생을 설계할 수 있게 되었다. 그에 따라 의학의 관심과 목표도 달라질 수밖에 없는 상황이다.

이 책에서는 주로 의학의 발전 과정에서 중요하게 여겨지는 사항들을 인간생활의 여러 물질적·사상적 부문과 관련지으면서 살펴보았다. 1부에서는 의술이 주술과 종교로부터 해방되는 과정을, 2부에서는 근대사회가 열리면서 '의학의 근대화'가 시작되는 모습을 다루었다. 이어서 3부는 의학이 근대적 자연과학과 긴밀하게 소통하면서 '과학적 의학'으로 변모하는 과정을 살펴보았고, 4부는 서양 의학의 도입이 한국 사회와 의학에 미친 영향을 고찰했다. 마지막으로 5부에서는 주로 현대의학의 의미를 사상과 철학적 프리즘으로 조망해보았다. 이 책은 의학의 역사를 대체로 시대 순으로 살펴보고 있다. 하지만 그렇다고 필자들이 '발전'과 '승리'라는 단선적 과정, 다시 말해 휘그적Whiggish 관점으로만 의학의 역사를 바라보고 있는 것은 아니다. 이 점은 독자들이 책 속에서 직접 확인할 수 있을 것이다.

흔히 사람들은 자연과학적 측면에서만 의학을 바라본다. 하지만 의학에 내포된 인문학적인 요소를 도외시한다면 의학에 대한 이해는 매우 편협한 것이 될 터이고, 나아가 의학의 발전에도 부정적인 영향을 끼치게 될 것이다. 과학기술의 발달에 비례하여 의학이 지녀야 할 인문학적 속성의 회복이 더욱 요청되는 현실에서, 이 책이 인류 역사에서 의학이 정치·경제·사회·문화·과학기술·종교·사상 등과 소통해온 과정을 성찰하는 데 작지만 의미 있는 역할을 담당하리라 본다.

2007년 1월

황상익

차례 | 의학 오디세이

책머리에_인류의 역사는 질병과 의학의 역사   4

제1부_의학의 세계가 열리다

질병과 신을 떼어놓다_합리적 의학의 탄생, 히포크라테스   15
  | Special Tip | 신 앞에 맹세하리!   23
주술을 멈추고 한의학의 세계를 열다_동아시아 최고의 의학 경전,『황제내경』 25
  | Special Tip | 자연에 순응하라   32
의학계의 아리스토텔레스_서양 의학의 집대성, 갈레노스   33
  | Special Tip | 너무나 과학적인 갈레노스의 수술   41
동아시아 의학을 관통하는 지도_동양 의학의 집대성,『동의보감』 42
  | Special Tip | 가히 '동의'라 할 만하다!   50

제2부_몸과 의학에 대한 새로운 탐구

병 원인은 별들에게 물어 봐_파라켈수스의 도전   55
  | Special Tip | 연금술을 모르는 의사는 진정한 의사가 될 수 없다?   63
300년 전 성직자도 직업병 앓았다_노동의학의 시조, 라마치니   65
  | Special Tip | 노동계급에 속하는 환자를 진찰할 때는…   72

누가 더 근대적이었나?_데카르트와 하비 74
　　| Special Tip |　　심장에 대해 쓴 것을 헌정합니다 81

인체 해부로 의학의 새 시대를 열다_해부병리학의 탄생, 베살리우스와 모르가니 82
　　| Special Tip |　　베살리우스의 해부학 책에 대하여 90

몸을 두드려라 병이 답하리라_근대 임상의학의 사유방식, 시드넘과 아우엔브루거 94
　　| Special Tip |　　의술은 실천과 경험을 통해서만 배울 수 있다 103

수술칼을 든 이발사, 히포크라테스를 넘다_외과의 근대화, 파레와 헌터 105

천연두의 완치, 그 출발점은 동양 의학_제너와 종두법 114
　　| Special Tip |　　천연두의 감염으로부터 보호받는 길 122

한의학에도 외과수술이 있었다_동아시아의 해부학 123

제3부_19세기 의학 지식, 과학을 만나다

진정한 실험의학자는 철학자여야 한다_실험의학의 기반을 다진 베르나르 135
　　| Special Tip |　　의학의 진보를 위해 가장 중요한 것은 실험적 비판이다 142

우리 몸은 세포들의 공화국_사회의학의 원조, 피르호 145
　　| Special Tip |　　의학의 임무는 평화의 시대를 준비하는 것이다 153

기념비적인 연구, 그리고 뛰어난 정치력_세균학을 개척한 파스퇴르 155
　　| Special Tip |　파스퇴르의 진정한 라이벌, 코흐 164

고통은 재앙일 수도 축복일 수도 있다_고통과 마취의 역사 166
　　| Special Tip |　외과수술의 고통에서 인류를 구원하다 173

사회적 관점에서 건강과 질병을 바라볼 때_위생개혁운동, 채드윅과 비예르메 175
　　| Special Tip |　19세기 산업화의 그늘 182

제4부_근대의 길에 들어선 한의학

한국 고유 의학의 등장_이제마의 사상의학 187
　　| Special Tip |　사상의학에 대한 한의학계의 시각 193

알렌과 지석영 뒤에 숨은 제국주의의 메스_서양 근대의학의 수입 195

위생경찰, 식민지 조선의 통치 기반_일제강점기의 위생경찰 202
　　| Special Tip |　식민지 위생경찰의 주요 업무 209

한의학 '열등생' 취급 이의 있소!_1930년대 한의학-서양 의학 논쟁 210

동서 의학의 회통을 꿈꾸다_최한기의 의학사상 218
　　| Special Tip |　세 차원의 한열건습이 있다 226

제5부 _ 의학의 발전과 사회화의 길

살아 있는 사람의 몸 안을 들여다보다 _엑스선의 발견   229
　　| Special Tip |　새로운 선의 존재에 대하여   236

과학과 인문학이 통하는 길 _끝나지 않은 면역 논쟁   237
　　| Special Tip |　몸속 작은 생명체가 주는 의미   245

마루타의 권리선언 _생명의료윤리의 대두, 「뉘른베르크 강령」과 「헬싱키 선언」   247
　　| Special Tip |　「헬싱키 선언」의 주요 조항들   255

히포크라테스 '선서'만 있고 '정신'은 없다 _한국 의철학의 과제   260
　　| Special Tip |　인생은 짧고 의술은 길다   267

　　필자별 목차   269
　　4명의 의학인문학자가 추천하는 참고도서   271
　　찾아보기   273

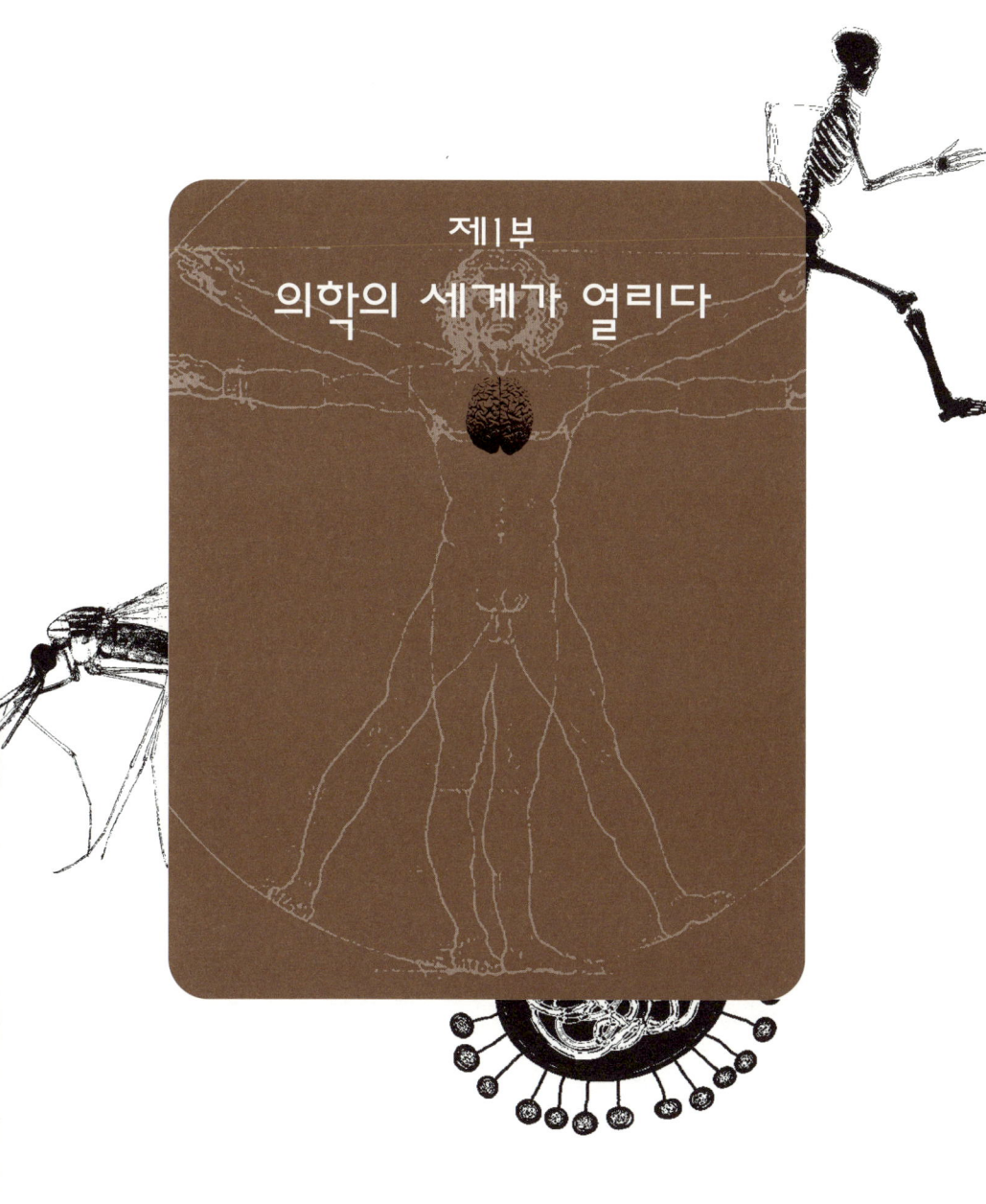

제1부
의학의 세계가 열리다

질병과 신을 떼어놓다
──────── ● 합리적 의학의 탄생, 히포크라테스

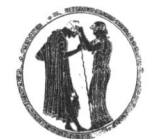

치료는 타고난 본능

"하늘 아래 새로운 것은 없다."(『구약성경』「전도서」 1장 9절)

이 말은 나날이 새로운 치료법과 진단술이 쏟아지고 있는 의술에 관해서는 들어맞지 않는 말처럼 들린다. 하지만 의술의 구체적 내용이 아니라 '의술 자체'를 생각할 때는 전혀 틀린 이야기도 아니다. 「전도서」가 쓰인 기원전 4세기 무렵보다 훨씬 더 전에도 사람들은 의술을 이용하고 있었다. 기원전 280년경 편찬된 『히포크라테스 전집Corpus Hippocraticum』에는 「고대의학에 관하여」라는 책이 들어 있는데, 이 책은 그러한 생각을 뒷받침하는 좋은 근거가 되고 있다.

그러면 의술의 기원은 언제일까? 누구도 명확한 답을 할 수는 없겠지만 아마도 까마득한 옛날, 인류의 탄생 때부터일 것으로 생각된다. 예컨대 우리는 손을 다쳤을 때 상처 부위를 반사적으로 입으로 가져가서 입술과 혀로 핥고 침을 묻히거나, 반대편 손으로 그 부위를 꼭 누른다. 그러한 행위가 무의식적이고 선천적인 것이라는 사실은 학습 경험이 없는 어린 아기도 비슷한 반응을 보인다는 데서 유추할 수 있다. 인간뿐 아니라 다른 동물들도 병들거나 다쳤을 때 나름대로 '치료 행위'를 한다. 예를 들어 새는 다리를 다쳤을 때 그 부위를 진흙 따위로 문지른다. 침이나 진흙에는 어느 정도 출혈을 멈추게 하거나 통증을 줄이는 성분이 들어 있다. 또 꼭 누름으로써 물리적인 효과를 약간이나마 볼 수 있다. 아기와 새가 그러한 '과학적 사실'을 배워서 반응을 하는 것은 아닐 터이다. 그저 무의식적이고 반사적이고 선천적인 행위인 것이다.

최초의 인류도 그와 비슷한 행동을 했을 것이고, 매우 유치하지만 우리는 그것을 의술의 기원이라고 여길 수 있다. 선사시대에 살던 우리의 까마득한 조상이 들에 나가 풀을 뜯다가 손을 다쳤다고 하자. 그 원시인은 언제나처럼 반대편 손으로 상처 부위를 꼭 눌렀는데, 마침 그 손에는 방금 뜯은 풀이 들려 있었다. 그리고 여느 때보다 피가 빨리 멈추고 아픈 것도 덜했다. 현대인이라면 당장 그 풀에 지혈과 진통에 효과적인 성분이 들어 있다고 생각하겠지만, 선사시대인은 대번에 그런 사실을 알아채지는 못했을 것이다. 하지만 비슷한 경험이 반복되면서 치유에 도움이 되는 지식이 축적되었고, 치료 효과가 있는 풀 즉 약초를 채집·저장하기 시작했다. 농업이 시작되면서부터는 약초를 재배하여 필요할 때 사용하는 데에까지 발전한다. 그리하여 오랜 선사시대가 끝나고 역사시대가 시작될 즈음 메소포타미아, 이집트, 인더스 등 고대문명 지역의 사람들은 몇백 가지의 약초를 이용할 수 있게 된다.

질병을 바라보는 시각의 변화

선사시대인들이 치료를 위해 약초를 이용한 행위는 오늘날의 의학과 일맥상통한다. 하지만 그것이 선사시대 의술의 주류였던 것은 전혀 아니다. 선사시대인들은 질병이나 부상도 다른 현상과 마찬가지로 초자연적인 것으로 여겼다. 비가 내리고 꽃이 피는 것처럼 질병과 부상 또한 정령精靈이나 귀신에 의한 것이라고 여겼다. 뱃속에 나쁜 정령이 들어왔기 때문에 배탈이 나고, 귀신이 저주했기 때문에 다리가 부러진다는 식이었다. '병이 든다'는 표현도 아마 선사시대의 흔적일 것이다. 따라서 그 당시에는 들어온 정령을 나가게 하고, 귀신의 저주를 푸는 것이 자연스러운 치료법이었다. 이는 오늘날에도 더러 남아 있는 무당의 치병굿과 비슷하다. 또한 약초에는 병과 상처를 낫게 하는 선한 정령이나 귀신이 들어 있다고 생각했을 것이다.

이러한 선사시대의 모습은 문명과 역사시대가 개막된 뒤에도 사라지지 않았으며, 더욱 세련되어갔다. 정령과 귀신 대신에 고등종교의 신이 등장해 세상 모든 일을 주관한다고 여겼을 뿐이다.

서양 최초의 문학이라고 일컫는 호메로스Homeros(기원전 8세기)의 『일리아스Ilias』는 역병의 대유행 장면으로 시작한다. 트로이와 전쟁 중

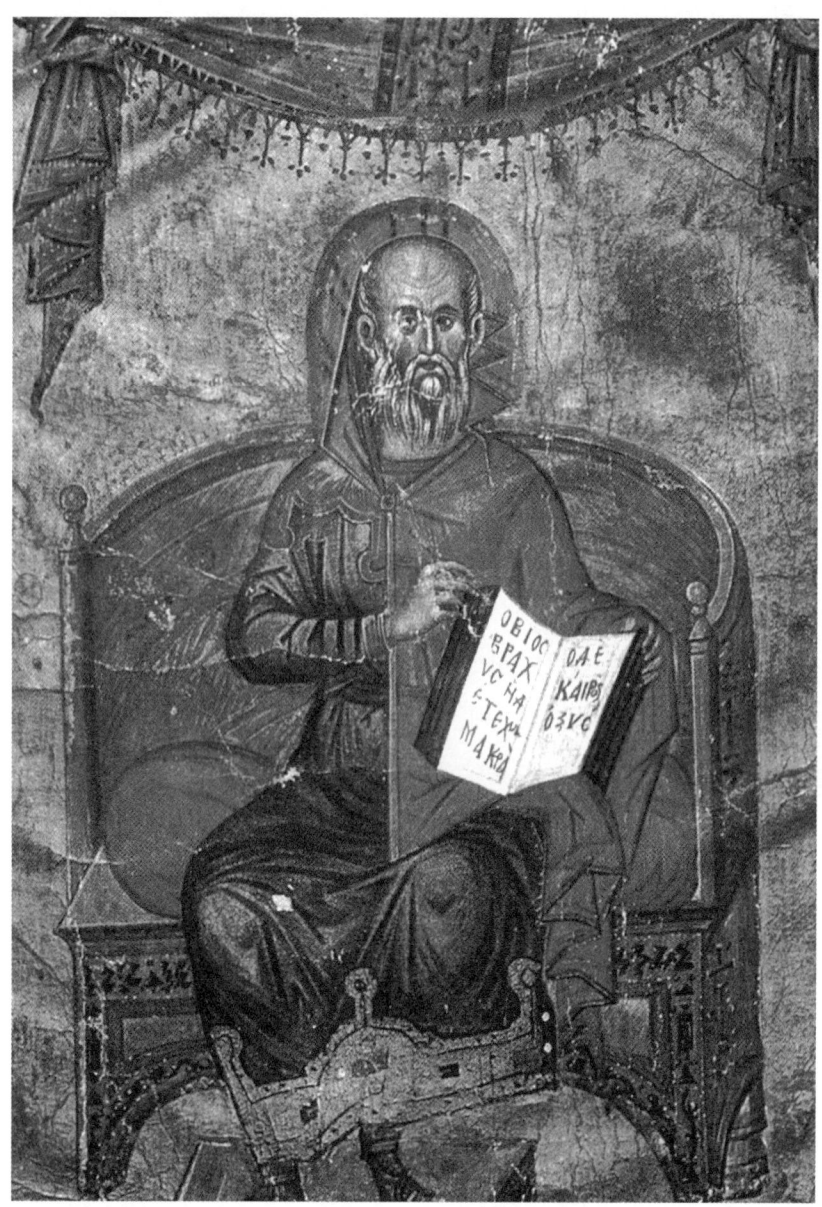

서양 의학의 어버이 히포크라테스 | 히포크라테스는 질병의 발생과 치료를 '신'에서 '자연'으로 돌려놓았다. 이 초상화는 파리 국립도서관에 소장된 비잔틴시대(14세기)의 히포크라테스 필사본에 들어 있다. 자료 출처 『히포크라테스의 발견』(휴머니스트).

인 그리스군의 총사령관 아가멤논이 태양신 아폴론을 섬기는 사제의 딸을 잡아가자 이에 분노한 아폴론이 병을 나르는 화살을 쏘아대어 그리스 전역에 역병이 창궐한다.

이처럼 역사시대가 시작되고 몇천 년이 지나서도 질병의 발생과 치료는 어디까지나 (귀)신의 몫이었다. 지금부터 몇백 년 전까지도 동서양을 막론하고 이런 사정은 비슷했다.

이러한 때에 히포크라테스Hippocrates(기원전 460?~377?)가 나타나 그때까지의 주류적인 생각과는 한참 동떨어진 주장을 펼친다. 질병은 신이 관여하는 초자연적인 현상이 아니라 자연적인 원인으로 생기기 때문에 자연적인 방법으로 치료해야 한다는 엉뚱한 '교리'를 퍼뜨린 것이다.

오늘날 히포크라테스라는 이름을 모르는 사람은 별로 없지만, 역설적이게도 히포크라테스에 대해 알려진 사실은 거의 없다. 플라톤(기원전 429?~347)의 『프로타고라스Protagoras』를 비롯해 당시와 후대의 기록에 히포크라테스라는 이름을 가진 의사가 등장하기는 하지만 구체적인 생애와 사상, 활동에 대해서는 뚜렷하지 않다. 『히포크라테스 전집』과 「히포크라테스 선서The Oath」(기원전 3세기 말)를 통해 이 이름에 친숙하지만, 히포크라테스가 이 전집과 선서와 얼마나 관련이 있는지는 의문이다. 또 위에서 언급한 주장을 실제로 펼쳤는지도 미지수다. 하지만 히포크라테스 시대에 새로운 의학사상이 나타난 것은 틀림없다. 요컨대 우리는 히포크라테스를 새로운 의학사상이 출현하는 시대의 의인화된 상징으로 여기면 될 것이다.

전업 의사의 출현

『히포크라테스 전집』은 저자가 누구인지 명확하지 않은데, 아마도 시대와 지역을 달리하는 여러 명의 저자가 서술했을 것으로 추측된다. 100여 권으로 이루어진 이 책에는 자연주의적이고 합리적인 의학사상이 뚜렷이 나타난다. 그 가운데 『신성병에 관하여』를 들추어보자. 지금의 의학용어로 '간질'인 신성병을 당시 사람들은 말 그대로 신성한 병, 신이 특별히 아끼는 사람에게 내리는 병이라고 여겼다. 그랬기에 로마 공화정시대의 정치가 카이사르Caesar는 거리낌 없이 자신에게 신성병이 있다고 했다. 물론 카이사르가 실제로 간질환자였는지는 확실하지 않다.

그런데 이 책은 놀랍게도 또 불경스럽게도 신성병은 신과 관련이 없으며, 더 나아가 모든 병이 신과 무관한 자연현상이라고 주장하고 있다. 현대의학의 자연주의적이고 합리적인 특성은 바로 이때부터 뚜렷이 나타나기 시작하는데, 이 때문에 고대 그리스 의학을 현대의학의 뿌리라고 보며, 또 히포크라테스를 '의학의 어버이'라고 부르는 것이다. 만약 현대의학의 특성이 지금과 달랐다면 히포크라테스는 별로 중요하게 거론되지 않을 것이며, 수많은 의과대학에 세워져 있는 히포크라테스 동상도 찾아보기 어려울 것이다.

선사시대부터 고대 그리스에 이르기까지 질병을 초자연적인 현상으로 보았기에 의료의 시술 역시 주로 초자연적인 영역을 다루는 성직자들의 몫이었다. 그리고 이들 성직자에게 의술은 부차적인 업무였다. 그런데 히포크라테스 시대부터 그리스 여러 지역에서 '전업 의사'들이 나타나기 시작했다. 이들이 오늘날 우리가 '의사'라고 부르는 사람들의 원조인 셈이다. 이 점도 고대 그리스 의학이 현대의학의 뿌리라고 하는 중요한 이유다.

이 새로운 전업 의사들은 히포크라테스가 출생하고 주로 활동한 이오니아 지방의 코스Kos와 크니도스Knidos, 키레네Cyrene, 그리고 피타고라스학파의 거점인 시칠리아의 크로톤Croton 등을 주요 근거지로 삼아 활동했는데, 이 지역들은 당시 철학과 과학의 중심지이거나 그로부터 가까운 곳이었다. 또한 이 전업 의사들은 「히포크라테스 선서」와 같이 자신들의 행동을 규율하는 지침을 사용하기 시작했다. 전문직의 특성 가운데 한 가지가 자율적인 규제인데, 그 특성이 이 무렵부터 뚜렷이 나타난 것이다.

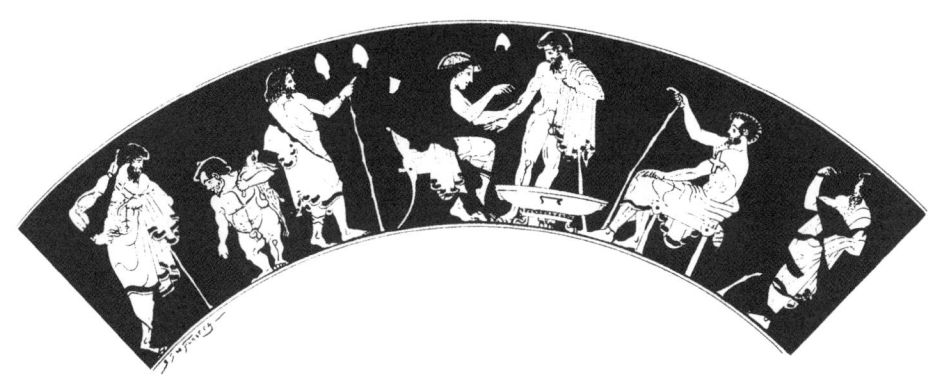

히포크라테스 시대의 향수병에 그려진 외과 치료 장면 | 환자의 팔을 치료하는 의사(가운데) 뒤로 환자들이 차례를 기다리고 있다. 히포크라테스 시대부터 그리스 여러 지역에서 이런 전업 의사들이 나타나기 시작했다.

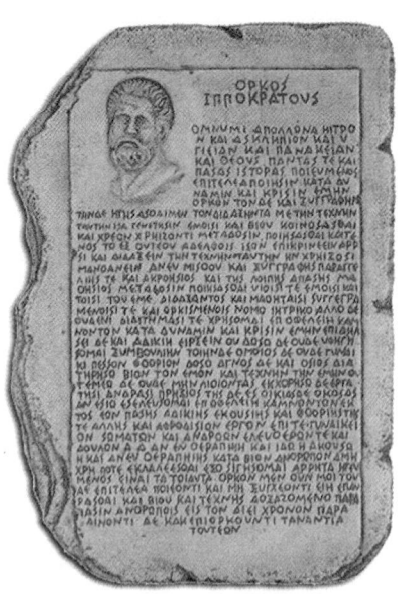

히포크라테스 선서 | 히포크라테스 시대의 전업 의사들은 「히포크라테스 선서」를 자신들의 행동을 규율하는 지침으로 사용하기 시작했다.

초자연적인 의술이 하필 고대 그리스에서 전혀 새로운 모습으로 탈바꿈하게 된 것은 우연이 아니었다. 고대 그리스의 의학혁명은, 세상만사를 신의 뜻이 아닌 인간의 이성으로 바라보고 해석하는 철학과 과학이 히포크라테스 시대보다 조금 앞서 그리스 식민지(이오니아, 시칠리아)와 본토에서 발달한 덕분에 가능했다.

하지만 혁명이 당장 세상을 바꾸어놓은 것은 아니었다. 이때 시작된 혁명 곧 합리적 의학이 세상을 지배하게 될 때까지는 2천 년이 넘는 세월이 필요했다. 그리고 고대의 의학혁명은 비슷한 시기에 그리스만이 아니라 중국 등 다른 고대문명권에서도 일어나고 있었다.

●●●● **Special Tip**

신 앞에 맹세하리!

■

나는 의사인 아폴론을 두고, 아스클레피오스를 두고, 히기에이아를 두고, 파나케아를 두고, 그리고 모든 남신과 여신을 두고, 그들로 나의 증인을 삼으면서 내 능력과 판단에 따라 이 선서와 계약을 이행할 것을 맹세합니다.

이 기술을 나에게 가르쳐준 사람을 나 자신의 부모처럼 섬기고, 나의 생계에서 그를 짝으로 삼으며, 그가 재정적으로 궁핍할 때는 내 것을 그와 나누며 그의 가족들을 내 형제로 간주하고, 또 그들이 그것을 배우기를 원하면 보수나 계약 없이 그들에게 이 기술을 가르치며, 내 아들과 내 스승의 아들과 의사의 규범을 선서한 학생들에게만 규범과 구두 지시와 다른 모든 가르침을 전하고 그 밖의 다른 누구에게도 전하지 않을 것입니다.

나는 내 능력과 판단에 따라 환자를 돕기 위해 처방을 사용하지 상해와 가해할 의도로는 사용하지 않을 것입니다.

또 나는 독약을 투약해 달라는 요청을 받을 때라도 누구에게든 하지 않을 것이고, 그 같은 수단을 제안하지도 않을 것입니다. 마찬가지로 나는 어떤 여인에게도 낙태를 일으킬 좌제坐劑를 주지 않을 것입니다. 그 대신 나는 내 생애와 내 기술 모두를 순수하고 경건하게 지킬 것입니다.

나는 결석으로 고통받는 자에게 칼을 대지 않을 것이고 대신 그 분야의 기능인에게 양보할 것입니다.

어떤 집에 들어가든지 나는 환자를 돕기 위해 들어갈 것이고, 모든 고의적인 비행과 피해를, 특히 노예이든 자유민이든 남자나 여자의 신체를 능욕하는 것을 삼갈 것입니다.

그리고 내 직업을 수행하는 동안이나 직업 수행 외에 사람들과 교제하는 동안 내가 보거나 듣는 것이 무엇이건 간에 그것이 널리 퍼져서는 안 되는 것이라면, 그 같은 것들을 거룩한 비밀로 지키면서 결코 누설하지 않을 것입니다.

이제 내가 이 선서를 지켜 나가고 그것을 깨트리지 않으면 내 삶과 내 기술로 모든 사람 사이에서 영원히 명성을 얻게 되고, 만일 내가 그것을 어기고 맹세를 저버린다면 그 반대가 나에게 닥칠지어다.

「히포크라테스 선서」

주술을 멈추고
한의학의 세계를 열다

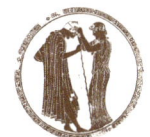

── ● 동아시아 최고의 의학 경전, 『황제내경』

동아시아 의학은 어떻게 탄생했는가?

2천 년 전의 지식이 지금까지도 널리 사용되고 있다는 사실은 그다지 놀랄 만한 일은 아니다. 고대에 이룩된 불교나 기독교는 오늘날에도 가장 강력한 종교이다. 『논어』나 『노자』, 플라톤의 『국가』, 아리스토텔레스의 『윤리학』 등은 현대사회에서도 여전히 중요한 고전이다.

하지만 2천 년 전의 의학 지식이 현대의 과학시대에서 여전히 위력을 발휘하고 있다는 사실은 진실로 놀랄 만한 일이다. 고대 동아시아에서 탄생한 한의학의 지식체계는 오늘날에도 한의학의 주요 골격을 이루고 있다. 몸을 이해하고, 병의 성격을 규성하고, 몸의 병을 읽어내고, 그에 대해 적절한 치료법을 제시하는 원칙은 오늘날에도 생생히 살아 있다.

동아시아 의학은 언제, 어떻게 탄생했는가? 이는 흥미로운 질문이다. 그 경위를 꼬치꼬치 캐는 것은 불가능하겠지만, 크게 보아 한 가지 분명한 사실이 있다.『황제내경黃帝內經』이 고대 한의학 역사의 분기점을 이룬다는 것이다.『황제내경』이라는 존재는 잔잔한 평지 위에 갑자기 솟아오른 거대한 산악과 같다. 왜냐하면 이 책이 나오기 전까지는 몸과 병, 그리고 치료술을 유기적으로 일관되게 설명한 저작이 동아시아에는 없었기 때문이다.

어떻게 이런 일이 가능했을까? 옛날의 의가醫家들은『황제내경』을 성현聖賢이 내렸다고 믿어왔다. 대자연과 인체, 병과 의술의 엄청난 비밀을 한눈에 파악한 성현이 그 깨우침을 책자로 정리하여 뭇 인간에게 전해주었다는 것이다. 책 이름에 황제가 붙은 것이 이를 암시한다. 황제는 중국 고대신화의 다섯 제왕 가운데 하나로, 의학 이외에도 병장기·배·수레·활·화살·의복 등을 창안한 인물로 알려져 있다.

황제가 일러준 최상의 의학책

『황제내경』이라는 책 이름은 신화적 인물인 황제가 일러준 최상의 의학책이라는 뜻이다. '황제'라는 책 이름에서 알 수 있듯이 대체로 황제와 그의 여러 스승들의 문답 형식을 띠고 있다. '내경'이라는 말은 생명의 핵심 또는 의학의 핵심을 담은 경전이라는 뜻이다.『황제내경』은『소문素問』과『영추靈樞』라는 두 종류의 책을 한데 합쳐 부르는 것이다. 흔히 '소문'

은 평소의 문답 또는 음양오행에 관한 중요한 질문을 가리키는 것으로, '영추'는 생명의 핵심이라는 뜻으로 해석되지만 그 뜻이 모호하여 이름풀이에 대한 똑 부러진 정설은 없다.

『황제내경』이 어떤 책인지 잠깐 맛을 보도록 하자. 『소문』의 첫 질문은 이렇게 시작한다.

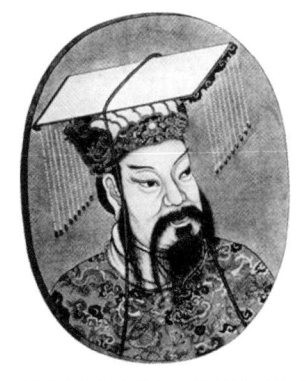

황제의 초상 | 중국 고대신화의 다섯 제왕 가운데 하나로, 의학 이외에 병장기·배·수레 등을 창안한 인물로 알려져 있다. 후대 화가가 상상해서 그린 그림이다.

"옛날 사람들은 모두 백 살이 넘어도 쌩쌩했다고 하는데, 오늘날 사람들은 오십만 되면 빌빌거리니 바뀐 세상 때문인가, 아니면 사람의 잘잘못 때문인가?" 이렇게 황제가 묻자 기백岐伯이 답한다. "옛사람은 자연에 순응하고, 음식을 절제하고, 정력을 헛되이 낭비하지 않았습니다. 하지만 요즘 사람들은 그렇지 않아서 술에 절어 있고, 툭하면 축첩하고, 술 취한 채로 방사하여 정력을 소비하니, 어찌 빌빌거리지 않겠습니까?"

이 문답은 『황제내경』이 추구하는 의학의 궁극적인 목적을 잘 함축하고 있다. 『영추』에서도 황제와 기백의 문답을 하나 뽑아본다.

"맥이 긴맥 부위에서 땅기면 그 느낌이 어떻습니까?" "그럴 경우에는 맥의 부위가 크고, 맥의 양상은 단단하고 껄끄럽습니다."

『황제내경』에서는 수백·수천의 전문적인 의학 내용이 이런 식으로 풀이되고 있다.

기·음양·오행으로 몸과 병을 풀어내다

'황제내경'이라는 말은 『한서漢書』「예문지藝文志」에 처음 보인다. 전문가들은 이 책에 섞인 여러 학설과 주장으로 미루어, 이 책이 전국시대에서 한대漢代에 이르는 여러 의가의 합동 작업물이라고 추측해왔다. 최근에 이루어진 괄목할 만한 고고학적 발견이 이를 뒷받침한다. 1973년에 발굴된 중국의 마왕퇴馬王堆 한묘漢墓에서는 침구법·진맥법·치료법·양생법養生法 등에 관한 15종의 의서가 출토되었고, 1983~84년에 발굴된 장가산張家山 한묘에서도 두 권의 의서가 나왔다. 이런 자료는 후대에 걸쳐 잘 정리된 의학 내용에 익숙해 있던 의학사 연구자들에게 큰 충격을 주었다. 정제되지 않은 의학의 맨살을 그대로 보여주었기 때문이다.

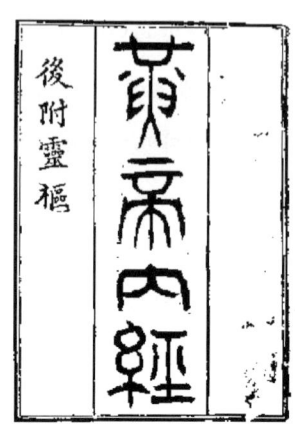

황제내경 | 동아시아 최고의 의학 경전으로, 기·음양·오행 등의 개념으로 몸과 병, 의학을 둘러싼 현상을 해석하고 체계화했다.

소설에 비유하면 『황제내경』은 완결판 출간물이며, 이들 출토물은 지난한 창작 과정 중에 이루어진 난필亂筆 초고라 할 수 있다. 그 조각들은 『황제내경』에서는 볼 수 없었던 점복占卜적인 치료 내용을 무수히 담고 있었고, 침 놓는 혈자리의 위치와 이름은 물론이거니와 후대에 12경맥經脈으로 정리된 것과는 다른 경락의 존재를 싣고 있었다.

이를 통해 우리는 최소한 세 가지 사실을 알 수 있다. 첫째, 고대 중국 의학이 이런 풋풋한 의학 지식 사이에서 꽃을 피웠다는 점이다. 고대 중국 사회에서는 여러 의학적 논의와 방법의 고안과 경쟁, 그것 사이의 취사선택과 보완이 활발하게 이루어졌다. 이는 고대 중국 의학이 더욱 발전된 의학 지식을 모색했던 수많은 의학자 또는 그 유파들의 열성과 노력의 결과로 성립되었음을 의미한다. 둘째, 한대까지만 해도 아직 『황제내경』의 권위가 확립되지 않았다는 점이다. 셋째, 무엇보다도 중요한 사실은 『황제내경』이 점복적·주술적 내용을 배제하고, 의학 이론 사이에 보이는 모순점을 최대한으로 해소한 최종 저작물의 성격을 띠었다는 점이다.

고대 중국인들은 하늘과 땅, 인간과 만물 등에 관한 주제를 탐구하면서 그것을 고도의 질서를 갖춘 학문으로 발전시켜 나갔다. 그들은 세상이 기氣로 꽉 차 있다고 보았으며, 그것 사이의 질서를 음양과 오행의 순환과 조화, 대립과 갈등으로 설명했다. 심지어는 인간의 정신과 윤리, 도덕까지도 음양오행의 개념으로 이해했다. 이런 내용은 원래 춘추전국시대의 고전인 『관자管子』와 전한시대의 『회남자淮南子』 등에서 그 단초가 보였다. 그러나 그것을 확대하여 인간의 몸과 병, 의학에 관해 전문적인 논의를 펼친 것은 『황제내경』의 몫이었다. 이 책에서는 몸과 병, 의학을 둘러싼 모든 현상에 대해 초자연적인 해석을 거부했다. 대신에 철저하게 기·음양·오행 등의 개념으로 그것을 해석하고 체계화했다. 여러 사상서에 보이는 초보적인 내용과 견주어 볼 때,『황제내경』의 논의는 너무나도 넓고 깊다. 고대 중국 사회에서 이만한 자연학 책은 다른 분야에서도 찾아보기 힘들다.

동아시아 최고의 의학 경전

『황제내경』의 전통은 한대 이후 당대唐代와 송대宋代를 거쳐 더욱 완성도를 높였다. 수많은 주석 가운데 양대梁代 전원기全元起의 체제 정리, 수대隋代 양상선楊上善과 당대 왕빙王氷의 세밀한 주석, 송대 임억林億과 고보형高保衡의 신교정 등은 반드시 기억해야 한다. 이와 함께 한국과 일본의 기여도 놓쳐서는 안 된다. 1091년 고려 왕실이 중국에 보낸『영추』는 당시 가장 완전한 선본善本으로서 송대 신교정의 저본이 되었으며, 17세기 조선의『동의보감東醫寶鑑』은『황제내경』의 핵심을 기준으로 하여 당대當代까지의 의학을 훌륭하게 정리했다. 19세기 일본의 학자들은『황제내경』과 그 주석서를 철저히 고증하여 이 분야의 연구를 절정으로 끌어올렸다. 이처럼『황제내경』의 전통은 당대 중국만이 아닌, 후대 동아시아 각국의 의가들이 함께 일군 것이었다.

동아시아 고대의학 이론으로『황제내경』만 있었던 것은 아니다. 한나라 의사 장중경張仲景이 지은『상한론傷寒論』, 위나라 화타華陀의 외과수술, 신농씨神農氏가 지은『신농본초경神農草本經』의 본초학本草學도 있었다. 낱낱을 보면 이들이 담고 있는 내용은 엄청난 것들이다.『상한론』은 약물 처방의 전통을 만들었는데, 오늘날에도 그 처방을 대단히 중요하게 여긴다. 몸속 오장을 수술할 정도였던 화타의 수술은 현대의 수술을 떠올릴 정도로 뛰어났다. 『신농본초경』은 그간의 본초학 지식을 망라한 동아시아 최초의 약전藥典이었다. 이런 것에 견주어 본다면 『황제내경』이 제시한 치료술이 특별히 더 뛰어났다고 볼 수는 없다. 똑 부러진 수술법이 있는 것도 아니며, 약물 처방은 고작 11개에 불과하기 때문이다. 대

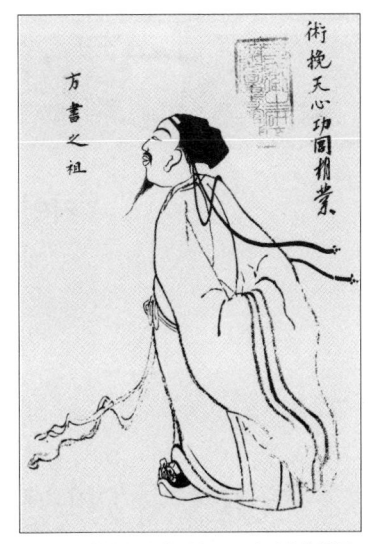

장중경 | 한나라 말의 의사로, 그가 지은 『상한론』은 약물 처방의 전통을 만들었다.

부분은 침구술이고, 그 가운데는 실제 임상에 적합지 않은 것도 수두룩하다.

그럼에도 불구하고 『황제내경』을 첫손에 꼽는 것은 무엇 때문인가? 우리는 과연 대우주와 인체라는 소우주의 조화, 기·음양·오행과 관련된 오장육부의 생리학, 기가 온몸을 순환한다는 12경맥 이론, 이런 것들을 배제한 한의학을 상상할 수 있을까? 그렇기에 우리는 이런 내용을 정립한 『황제내경』을 동아시아 최고의 경전으로 받드는 것이다.

●●●● **Special Tip**

자연에 순응하라
양생의 제1원칙

■

황제는 말한다. 상고上古시대에 진인眞人이 있었다. 그는 자연의 법칙을 잘 알았다. 음양과 호흡과 정기를 잘 파악하고 그에 맞게 잘 지켜서 신기身氣와 힘살을 온전히 하여 오래 살기가 하늘과 땅같이 끝이 없었다. 이는 그가 양생하는 법칙에 맞추어 살았기 때문이다.

중고中古시대에는 지인至人이 있었다. 그는 도덕을 잘 지켰고 음양에 잘 적응하였다. 사철 기후에 맞추어 생활하였고, 세상 풍속을 떠나서 정精을 간직하고 신身을 온전히 하여 천지 사이를 오갈 수 있었으며, 먼 곳까지 보고 들었다. 그리하여 그는 오래 살았으며 건강해서 진인과 같이 되었다.

그다음에 성인聖人이 있었다. 그는 천지조화에 맞추어 지냈으며, 병을 일으키는 하늘에서 부는 바람인 팔풍八風에 잘 적응하였다. 또한 보통 사람들처럼 욕심도 부리지 않았고, 성내는 일이 없었으며, 풍속에 벗어나는 행동을 하지 않았고, 세상에 없는 일을 하려고 하지 않았다. 그리하여 몸이 상하지 않고 정신을 흩어놓지 않았기 때문에 백 살까지 살 수 있었다.

그다음에 현인賢人이 있었다. 그는 자연의 법칙에 따라 해와 달과 별이 돌아가는 것과 음양의 변화에 순응하고, 사철을 가릴 줄 알았고, 힘써 상고시대 사람을 따라 양생의 법칙에 부합하였기 때문에 수명을 연장하여 오래 살았다.

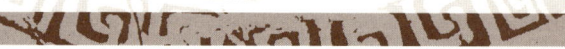

「소문」, 「상고천진론上古天眞論」편

의학계의 **아리스토텔레스**
● 서양 의학의 집대성, 갈레노스

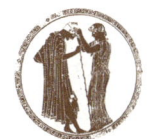

서양 의학을 지배한 갈레노스의 저술

고대 서양 의학을 대표하는 인물을 두 사람 꼽으라면 히포크라테스와 갈레노스Galenos(129~199)를 들 수 있다. 히포크라테스는 의사의 윤리 강령을 담은 「히포크라테스 선서」로 일반인에게도 널리 알려져 있지만 갈레노스를 아는 사람은 현대의 의사들 가운데서도 그리 많지 않다. 그러나 서양 의학에 미친 실질적인 영향만을 따지고 본다면 갈레노스의 영향이 더욱 크다. 히포크라테스는 서양 의학의 정신이라는 측면에서 상징적인 의미가 큰 인물이지만, 적어도 르네상스 시기까지 서양 의학을 실질적으로 지배한 것은 갈레노스의 의학 이론이었다. 서양 철학에 비유해 볼 때 히포크라테스가 플라톤에 해당한다면 갈레노스는 아리스토텔레스

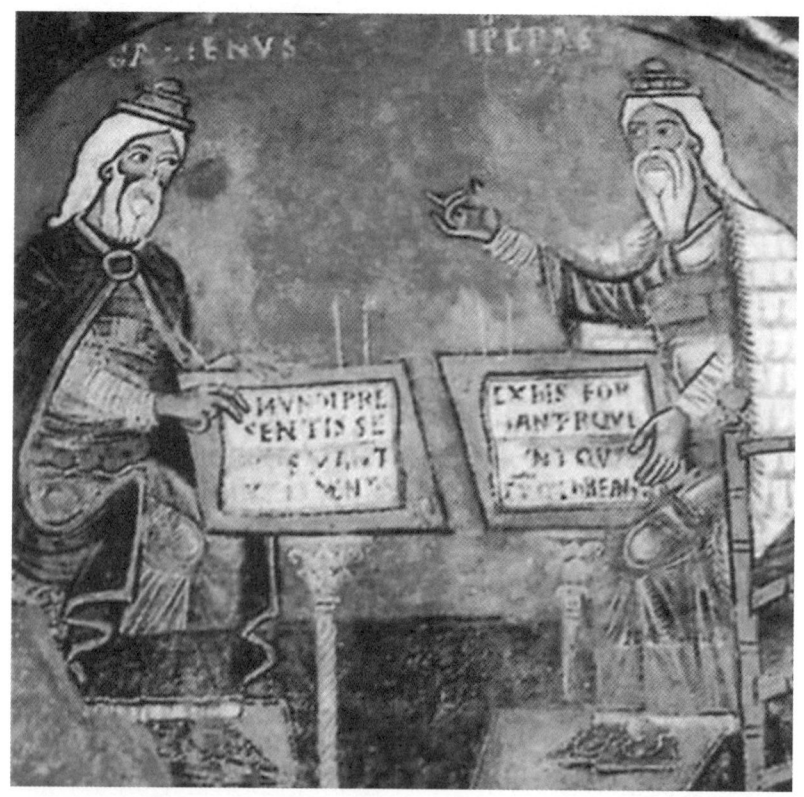

갈레노스와 히포크라테스 | 히포크라테스(오른쪽)가 의학을 신학으로부터 독립시키는 데 공헌했다면, 갈레노스(왼쪽)는 의학을 학문적으로 집대성한 것으로 평가된다. 이탈리아 아나니(Anagni)의 대성당에 있는 1250년경의 벽화.

에 해당한다고 할 수 있다.

갈레노스는 기원후 2세기 소아시아의 도시 페르가몬Pergamon에서 태어났다. 당시 페르가몬은 지중해 최대의 도시이자 헬레니즘 시대를 대표하는 알렉산드리아에 버금가는 도시였다. 그의 아버지는 유명한 건축가였으며, 갈레노스는 아버지를 깊이 존경했다. 갈레노스는 당시의 교육

방식에 따라 어려서부터 철학을 배웠다. 당대를 대표하는 학파로는 플라톤의 아카데미학파, 아리스토텔레스의 리케이온학파, 스토아학파, 그리고 에피쿠로스학파가 있었는데, 갈레노스는 각 학파를 대표하는 스승들에게서 철학을 배웠다. 이러한 철학적 소양은 뒷날 갈레노스가 의학 이론을 체계화하는 데 큰 도움이 되었다.

갈레노스가 열다섯 살 되던 해, 그의 아버지는 특별한 꿈을 꾸게 된다. 의술의 신인 아스클레피오스Asclepios가 꿈에 나타나 갈레노스를 의사로 만들라는 지시를 내린 것이다. 이 꿈에 따라 갈레노스의 아버지는 아들에게 의학 공부를 시켰고, 갈레노스는 유명한 스승들을 찾아 페르가몬뿐 아니라 지중해 연안의 여러 도시를 다니며 의학을 공부했다.

이렇게 실력을 닦은 갈레노스는 당시 서구를 지배하던 제국의 수도 로마로 입성했다. 로마의 의사들과 겨룬 끝에 뛰어난 실력을 인정받은 갈레노스는 철인황제로 유명한 아우렐리우스Marcus Aurelius(120~180)의 주치의가 되었다. 로마에 있는 동안 갈레노스는 의학과 철학에 관한 많은 저술을 남겼다. 그는 문학·철학·역사·과학 등 모든 분야를 통틀어 현재까지 그리스어로 가장 많은 글을 남긴 사람이다. 그의 저술은 19세기 초 독일의 의사 쿤Karl Gottlob Kühn이 펴낸, 천 쪽짜리 책 스무 권에 해당하는 방대한 분량의 『갈레노스 전집Claudii Galeni Opera Omnia』에 전해오고 있다. 이 책은 라틴어와 그리스어의 대역對譯으로 되어 있으므로, 이를 감안해도 5백 쪽짜리 책 스무 권에 해당하는 분량이다. 그러나 이 방대한 분량도 갈레노스가 남긴 저술의 3분의 1에 불과하다고 하니, 그가 얼마나 많은 글을 저술했는지 짐작할 수 있다.

가장 훌륭한 의사는 또한 철학자이다

갈레노스가 죽은 후 별도의 학파를 형성하지 않았던 그의 명성은 잠시 주춤하는 듯했으나 5세기 이후부터 갈레노스의 의학은 본격적으로 서양 의학에 영향력을 미치기 시작했다. 그러나 갈레노스가 워낙 많은 분량의 저술을 남긴 까닭에 후대 의사들이 그것을 모두 읽고 공부하기란 불가능한 일이었다. 더구나 인쇄술이 발명되기 전이니 책을 만들고 구하는 것 또한 쉬운 일이 아니었다. 그래서 오랜 기간 갈레노스 의학의 방대한 내용을 요약·정리하는 작업이 진행되었으며, 이런 요약서들을 통해 갈레노스의 의학이 전해졌다. 이 요약서들은 복잡다단한 이론을 이해하기 쉽게 단순화시켰는데, 후대에 많은 비판을 받은 갈레노스 의학의 독단적 성격은 그의 의도와 무관하게 이런 과정을 통해 만들어졌다.

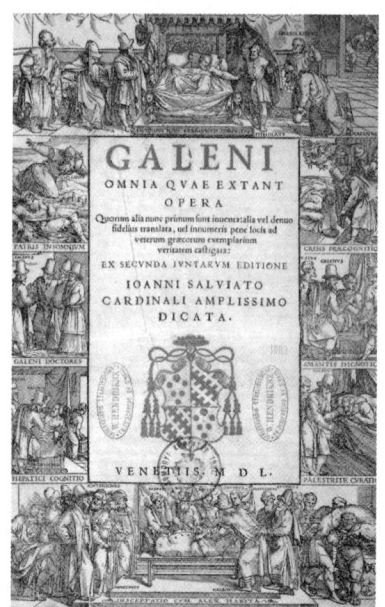

갈레노스 전집 | 갈레노스는 방대한 저술을 남겼는데, 이 전집의 표지에는 황제를 치료했던 일을 포함해 갈레노스 생전에 있었던 여러 전설적인 사건이 묘사되어 있다.

그러나 갈레노스의 저술을 직접 읽어보면 그가 자신의 이론을 독단적으로 제시하는 사람이 아니라는 것을 잘 알 수 있다. 그는 다양한 가능성에 대해 조심스럽게 모색하고, 필요할 경우에는 반대자들의 주장을 효과적으로 논박하며 자신의 이론을 내세웠다.

갈레노스 의학 이론에서 무엇보다도 인상적인 것은 합리적인 방법에 대한 그의 관심과 노력이다. 갈레노스는 기하학을 의학의 모델로 생각했다. 정의·공리·정리로 이루어지는 기하학의 엄밀한 추론방법이야말로 의학이 모델로 삼아야 할 것이라고 강조했다. 플라톤은 기하학을 모르는 사람은 그의 아카데미에 들

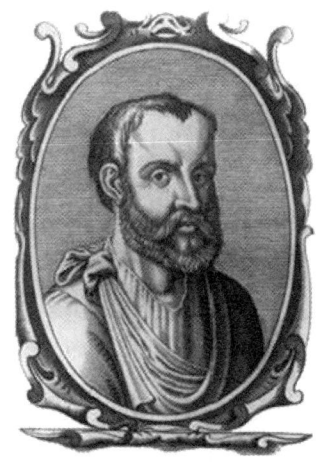

갈레노스 │ 르네상스 시기까지 서양 의학을 실질적으로 지배한 것은 갈레노스의 의학 이론이었다.

어오지 말라고 했다지만, 갈레노스는 기하학을 모르는 사람은 좋은 의사가 될 수 없다고 했다. 물론 그렇다고 해서 그가 의학을 연역적 학문으로 만들려고 했던 것은 아니다. 그는 의학에서 경험이 갖는 가치를 충분히 인정했지만, 당대에 유행하던 경험론학파처럼 체계적인 방법론에 의거하지 않고 단순 경험의 축적만을 의학의 방법으로 내세우는 입장에는 반대했다. 지금은 단편으로만 존재하지만 「증명에 관하여 De demonstratione」란 저술을 보더라도 갈레노스가 얼마나 근대적 의미의 과학적 방법론을 추구했는가를 알 수 있다.

갈레노스는 『가장 훌륭한 의사는 또한 철학자이다 The good physician is also a philosopher』라는 책을 남기기도 했는데, 당시의 철학은 논리학·자연학·윤리학을 포괄하는 종합적인 학문이었다. 갈레노스는 의학

이 과학적 방법을 포함한 종합적 학문의 토대 위에 서 있어야 한다고 생각했던 것이다.

현대에도 유효한 과학적 방법론

적지 않은 의학사 개설서에는 인체를 이루는 네 가지 체액(혈액, 점액, 흑담즙, 황담즙)의 불균형이 질병을 초래한다는 이른바 '4체액설'이 갈레노스 의학의 전부인 것처럼 서술되어 있다. 물론 갈레노스 의학에서 4체액설이 일정한 역할을 하는 것은 사실이나, 이는 결코 전부가 아닐 뿐더러 이상 체액의 존재는 병의 원인이라기보다는 결과에 가깝다. 갈레노스는 무엇보다도 정상적 기능의 이상을 질병으로 규정했으며, 질병을 초래하는 중요한 원인의 하나로 '해부학적 구조의 이상'을 들었다. 이는 근대의 해부병리학적 질병 개념에 근접하는 것으로, 갈레노스 의학의 근대성을 보여주는 사례다.

또 일부에서는 4체액설이 체액의 균형과 조화를 중시한다는 점에 착안해 갈레노스 의학과 한의학의 유사성을 찾기도 한다. 물론 균형과 조화를 중요시한다는 점에서 비슷하게 볼 수는 있다. 하지만 4체액과 음양오행이 각각 수행하는 역할을 비교해볼 때 단순히 유사하다고 보기는 어렵다. 음양오행은 일종의 만능연역체계로, 한의학에서는 인체에서 일어나는 모든 다양한 현상을 이 틀에 맞추어 설명하며, 경험적 치료의 근거도 이 도식을 통해 정당화시키고자 한다. 그런 의미에서 음양오행은 한의학

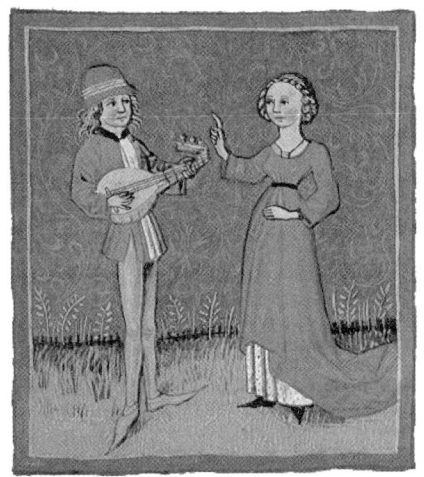
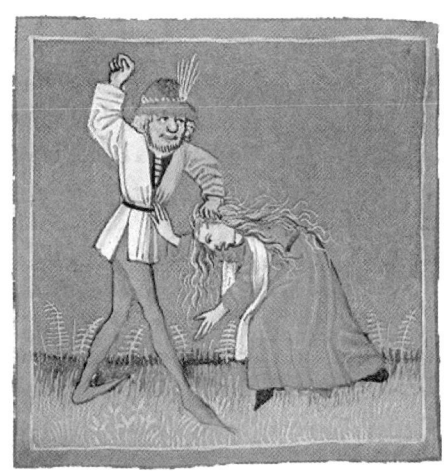
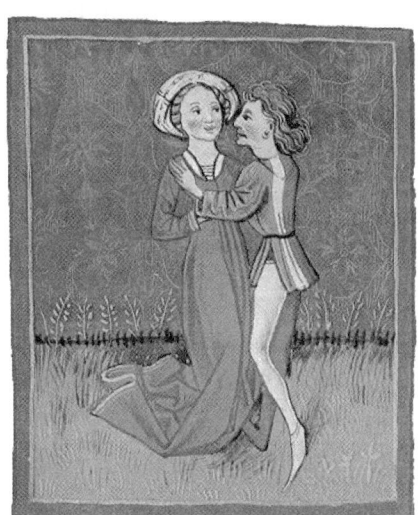
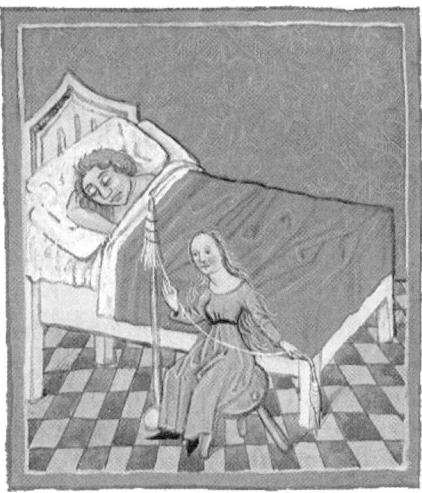

체액에 따른 네 가지 기질 | 인체를 이루는 네 가지 체액의 불균형이 질병을 초래한다는 4체액설을 토대로 네 가지 기질을 표현했다. 중세의 필사본에 실린 그림이다.

의 핵심 개념이다. 그러나 4체액설은 갈레노스 의학에서 음양오행과 같은 '마스터키'가 아니다.

필자의 생각에 갈레노스 의학을 한의학과 갈라놓는 가장 큰 특징은 앞서 언급한 엄밀한 과학적 방법론에 대한 요구이다. 한 가지 예를 들어보자. 갈레노스는 성대에 분포하여 소리를 낼 수 있게 해주는 반회후두신경의 발견자로 알려져 있다. 그가 이 신경의 기능을 알아낸 방법은 다음과 같다. 다소 잔인하긴 하지만 갈레노스는 살아 있는 개를 묶어놓고 목 부위의 피부를 절개하여 반회후두신경을 노출시켰다. 마취도 하지 않은 상태에서 피부를 벗겨놓았으니 그 개는 죽어라고 짖어댔다. 그 순간 갈레노스는 개의 반회후두신경을 잘랐다. 개는 여전히 짖어댔지만 짖는 소리는 더 이상 들리지 않았다. 반회후두신경의 절단으로 성대가 마비되었기 때문이다. 이런 방법을 통해 갈레노스는 반회후두신경의 역할을 알아냈다. 오늘날에도 손색없는 과학적 추론 방법이다.

20세기 미국의 과학철학자 토머스 쿤Thomas Kuhn은 자신의 저서인 『과학혁명의 구조』에서 아리스토텔레스의 『자연학』을 읽으며 그것이 뉴턴의 물리학과는 전혀 다른 패러다임에 속해 있음을 느꼈다고 쓴 바 있다. 그러나 필자는 개인적으로 갈레노스의 저술을 읽으며 그의 의학과 현대의학 사이에서 쿤이 느꼈던 인식론적 단절을 느끼지 못한다. 오히려 그 연속성이 놀라움으로 다가온다. 물론 1,800여 년 전 의학과 오늘날의 의학은 그 내용이 판이하게 다르다. 그러나 새로운 의학 지식이 이전의 지식을 빠른 속도로 대체하는 오늘날, 내용의 상이성보다 더 중요한 것은 문제에 접근하는 합리적 방법이며, 그런 의미에서 갈레노스는 여전히 현대적이다.

●●●● **Special Tip**

너무나 과학적인 갈레노스의 수술

아직 젊었을 때 나는 다친 힘줄을 치료하는 방법을 알고 있었다. 나는 28세에 알렉산드리아에서 막 고향으로 돌아왔다. 나는 내가 만든 약물의 효과를 확인하기 위해 그것을 나와 같은 도시에 사는 의사들뿐 아니라 인근 도시에 사는 동료 의사들에게 나눠주었다. 나는 우리 도시의 대사제가 아직 젊은 나에게 검투사의 치료를 맡긴 이유를 알지 못한다. 당시 나는 내가 고안한 방법으로 허벅지 앞쪽 아래 부위를 다친 검투사를 치료했다. 상처가 비스듬히 난 경우에는 다치지 않은 힘줄을 노출시켜 수술할 때 실수로 이를 상하지 않게 했다. 상처가 작거나 수직으로 난 경우에는 안전하게 붕대를 감는 치료만 했다. ……나는 허벅지 앞쪽 아래 부위에 깊은 상처를 입은 어떤 기마검투사를 치료한 적이 있었다. 그의 상처는 위쪽 가장자리가 위로 당겨 올라가고, 아래쪽 가장자리는 슬개골 쪽으로 당겨져 내려가 있었다. 나는 과감히 분리된 근육의 양쪽을 꿰매어 벌어진 상처를 봉합했다. 나는 힘줄을 노출시킨 다음에 이들을 다시 꿰맸다. ……이 수술이 성공하자 해부학 지식이 없는 일부 사람들이 그대로 따라했는데, 그들은 근육을 안전하게 꿰매는 법을 몰랐기 때문에 모든 근육에서 막들을 분리시켜 버렸다.

갈레노스, 「종류에 따른 약물의 배합에 대하여」

동아시아 의학을 관통하는 지도

◉ 동양 의학의 집대성, 『동의보감』

천하가 함께 가져야 할 보배

"우리나라 서적으로서 중국에 들어가 출판한 것이 매우 드무나 홀로 『동의보감』 25권이 널리 유행하고 있다. 그 판본이 아주 정묘했다. 내 집에는 이 책이 없어 번번이 우환이 있을 때는 이웃 사방으로 빌리고는 했는데, 금번에 이 책을 보자 꼭 사고 싶었으나 말굽은 닷 냥을 변통하기 어려워 하염없이 돌아온다."

1780년 연암燕巖 박지원朴趾源은 자신의 중국 견문기인 『열하일기熱河日記』에 이렇게 적었다. 그가 본 것은 『동의보감』의 중국판 초간본이었다. 이 책의 발간 동기에 대해 중국학자 능어凌魚는 다음과 같이 썼다.

"이 책은 조선의 허준許浚(1546~1615)이 쓴 것이다. 그가 외딴 외국 사람이지만, 학문의 이치란 땅이 멀다고 해서 전해지지 않는 것은 아니다. 『동의보감』은 이미 황제께 바쳐져 일국 최고 수준임을 인정받았다. 하지만 안타깝게도 그것은 여태까지 비각秘閣에 간직된 채로 있어 세상 사람이 엿보기 어렵다. 천하의 보배는 마땅히 천하가 함께 가져야 할 것이다."

1613년 국내에 첫선을 보인 이후 『동의보감』은 중국 사신이 꼭 챙겨 가야 할 조선의 특산품으로 자리를 잡았다. 차츰 명성이 중국에 알려져 1768년에 급기야 중국판이 나왔는데, 연암이 본 것이 그것이었다. 일본에서는 이보다 50년 정도 앞선 1723년에 초간본이 출간되었다.

현대의 서지학적 연구에 따르면, 오늘날까지 『동의보감』은 중국에서 무려 30여 차례 인쇄된 것으로 확인된다. 일본에서는 두 차례 인쇄되었다. 국내에서는 조선시대에만 대여섯 차례, 현재까지 십여 차례 공식 출간되었다. 필사본이나 요약본까지 합친다면 그 수요는 엄청났다.

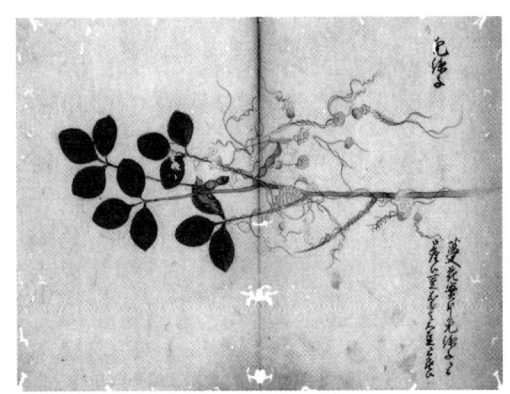

18세기 일본인이 그린 조선의 약재 | 조선의 대표 약재인 '토사자'를 그렸다. 일본에서는 1723년에 『동의보감』 초간본이 출간되었으며, 이후 약물학 내용이 담긴 『동의보감』 「탕액」편만 따로 편찬할 정도로 조선산 약재에 큰 관심을 보였다.

의학의 세계가 열리다 ...43

중국에서 첫 출간된 이후 평균 10년마다 한 번씩 출간되었다니! 과연 조선의 서적으로 외국에서 이만큼 자주 발간된 책이 『동의보감』 말고 또 있을까? 『중국의적통고中國醫籍通考』(1996)라는 책에는 중국 고대 의서의 판본을 거의 빠짐없이 조사해놓았는데, 기초 서적이 아닌 임상 의서 수천여 종 가운데 『동의보감』보다 자주 찍힌 것은 불과 대여섯 종에 불과했다.

도대체 어떤 이유로 『동의보감』이 이웃 나라에서 그토록 인기가 있었던 것일까? 1743년에 중국의 왕여준王與准은 다음과 같이 말했다.

"나는 글을 배우기 시작해서부터 의학서적을 즐겨 읽었는데, 유감스럽게도 의학의 전반적인 내용을 깨닫지 못했다. 그러던 차에 허준 선생이 편집한 책인 『동의보감』을 얻었다. 그 책의 약물성미藥物性味를 보면 상세한 병세와 병증에 따라 변증하여 방제方劑를 정했고 또 그 도리를 밝혔는데, 그야말로 의서의 대작이었다."

의학의 전체 내용을 조리 있게 정리했다는 것이 『동의보감』을 본 왕여준의 소감이었다. 일본에서는 무신정권의 수장인 쇼군將軍의 명으로 『동의보감』을 편찬했는데, 의학의 표준으로 삼겠다는 것이 편찬 동기였다.

"환자들이 책을 펴서 눈으로 보기만 한다면 허실·경중·길흉·사생의 징조가 맑은 물거울에 비추인 것처럼 확연히 드러나도록 하였으니, 잘못 치료하여 요절하는 근심이 없기를 바라노라."

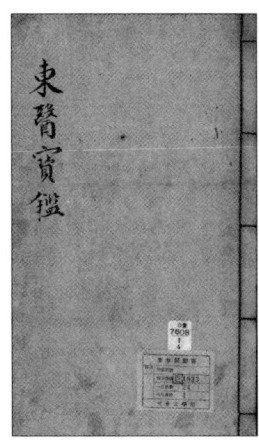 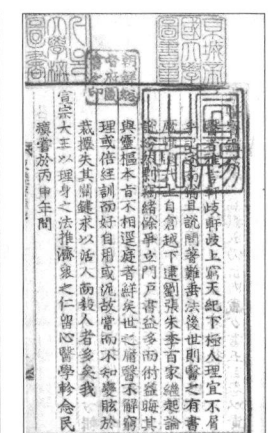

동의보감 | 허준은 이 책을 통해 동아시아 의학의 표준을 다시 세웠다. 1613년 초간본. 서울대학교 규장각 소장.

　허준은 『동의보감』 편찬의 대원칙을 이와 같이 밝혔다. 이는 모든 병의 원인과 증상, 예후 판단의 전 과정을 포괄하는 것으로, 의사와 환자 모두 간절히 알기를 소망하는 내용이다.

　그런데 생각해보자. 병과 증은 수백·수천 가지가 되며, 약재와 처방은 수천·수만 가지가 된다. 병을 읽어내는 진찰법이나 침구법도 수십·수백 가지가 있다. 고대 의학서적부터 아직 온기가 식지 않은 당대의 저작까지 수백 종, 수천 권의 책이 이런 내용을 다투어서 담고 있었다. 특히 금원시대金元時代 네 명의 대가(이동원李東垣, 유완소劉完素, 장종정張從正, 주진형朱震亨) 이후 더욱 많은 유파가 생겨나 서로 자신의 의학을 진리라고 외쳐댔으며, 무수한 처방이 난무했다. 따라서 허준이 구성해내야 할 내용 또한 방대하고 복잡할 수밖에 없다. 그는 이런 내용을 어떻게 정리할 수 있었을까?

동아시아 의학의 표준을 세우다

『동의보감』은 '동아시아 의학'이라는 큰 산악을 올라가는 지도에 비유될 수 있다. 허준의 작업은 산에 난 모든 샛로를 표시하여 산에서 험한 일을 당하지 않도록 한 것이었다. 그는 여러 선현이 앞서 얻은 내용을 바탕으로 삼고, 자신이 의학의 길을 밟으면서 얻은 경험과 정보를 종합하여 전인미답의 새 지도를 그렸다. 그는 갈 길과 가지 말아야 할 길을 정했고, 기존의 잘못된 길을 바로잡았으며, 몰랐던 길을 새로 내고, 샛길과 큰길을 잇는 작업을 해냈다. 허준은 의학을 창시했다는 황제 이후 17세기에 이르는 동아시아 의학의 역정歷程 전부를 대상으로 삼아 방대하고도 정밀한 지도를 만들어냈다. 한마디로 의학의 표준을 세운 것이다.

『동의보감』에서 가장 돋보이는 것은 병 치료 중심의 의학을 몸 중심의 의학으로 바꾸었다는 점이다. 허준은 몸의 건강과 병의 예방을 병 치료에 앞서는 것으로 보았다. 이런 원칙은 의학의 경전인 『황제내경』이 제시한 것으로 후대의 의가들이 금과옥조로 삼은 것이지만, 막상 이런 원칙에 입각해서 의학 전반을 솜씨 좋게 정리한 책은 드물었다. 그 가운데 허준의 작업이 단연 뛰어났다. 허준은 정精·기氣·신身, 오장육부 등 생명과 신체의 원리에 관한 부분을 「내경內經」편으로 삼고, 머리·얼굴·사지 등 몸의 겉 부위를 「외형外形」편으로 삼았다. 또한 병론 일반과 각 질병별 각론을 「잡병」편으로 삼고, 여기에 약물 이론과 치료법을 다룬 「탕액」편과 침구 이론과 치료법을 담은 「침구」편을 덧붙였다.

어떻게 이런 의서가 17세기 조선에서 출현할 수 있었을까? 이는 조선

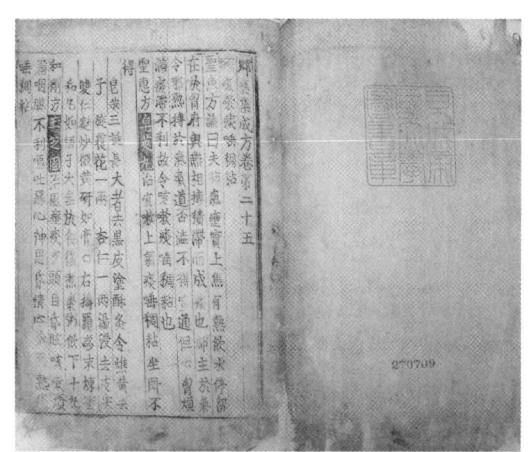

향약집성방 | 국산 약재 이용의 편의를 돕는 책으로, 이 책의 출간으로 고려 말부터 지속돼온 향약의서 편찬의 전통이 일단락되었다. 서울대학교 규장각 소장.

의 사상, 문화적 풍토와 떼어서 생각할 수 없다. 조선은 건국 초부터 본격적인 유교국가를 표방했으며, 16세기 중엽에는 중국 송대의 성리학 논의를 넘어서는 경지에 도달했다. 건국 초 조선 왕조는 유교 이념을 실천하기 위한 방편으로 의학의 총정리 작업을 시도했다. 세종대에 조선산 약재에 대한 내용을 정리해 간행한 『향약집성방鄕藥集成方』과, 중국과 한국의 모든 의서를 모아 정리한 『의방유취醫方類聚』가 그 성과였다. 허준은 이렇게 정리된 책자를 통해 의학의 전체 범위와 각 의가들이 진행해온 논의의 같음과 다름을 일목요연하게 이해할 수 있었다.

한편 성리학의 심화와 더불어 성리학자들에게 마음 수련이 매우 중시되었으며, 이로 인해 조선에서는 몸과 마음을 수련해 장수와 마음의 평화를 얻는 학문인 양생학과 그 기법들에 대한 이해가 매우 깊어졌다. 이런 가운데 허준은 의학과 양생 전반을 하나로 꿰는 시야를 확보할 수 있

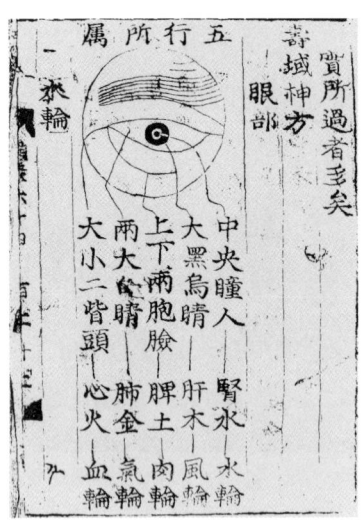

의방유취 | 조선과 중국의 의학을 종합 정리한 이 책은 조선 의학 발달의 초석이 되었다. 그림은 '안부(眼部)'의 부분이다. 일본 궁내성 소장.

었다. 이런 점에서 허준을 단순히 병만 고치는 의사가 아니라 뛰어난 자연철학자이자 사상가였다고 평가할 수 있다.

『동의보감』이 이러한 배경 속에서 탄생했다는 점은 오늘날 우리에게 의미심장하게 다가온다. 『동의보감』은 조선의 독특한 의학을 제시하는 데 그치지 않았다. 허준은 동아시아 의학 전체와 씨름했으며, 당대 그 누구보다도 의학의 혼란상이라는 난제를 잘 해결해냈다. 허준의 자긍심은 '동의'라는 말에서 잘 드러난다. 그는 자신의 의학을 동의 곧 동쪽 의학의 전통이라 명명했는데, 이는 단지 중국과 조선의 지역 차이를 부각시키기 위한 것은 아니었다. 그는 동쪽에서 만들어진 전통이 중국 북쪽 북의北醫의 전통과 남쪽 남의南醫의 전통에 견줄 수 있다는 뜻으로 이 단어를 선택했다. 달리 말해 조선의 의학 수준이 동아시아 의학이라는 솥의 세 다리 가운데 하나임을 선언했던 것이다. 조선 사람 허준은 조선만이 아닌 천하의 보배를 생산해냈다. 그 내용은 동아시아 의학과 양생의 종합, 혼란스러운 의학상의 정리와 표준의 확립이었다.

현재 많은 사람들이 한국 의학의 고유성만을 강조하려는 경향이 있다. 중국 의학과 다른 한국 의학이 무엇이냐는 질문을 염두에 두었을 때 나타나는 현상이다. 이러한 틀에 갇히는 것은 매우 위험하다. 작은 것을 얻고 큰 것을 놓치는 우를 범하기 때문이다. 적어도 20세기 이전에는 한의학 또는 중의학 개념이 없거나 있다고 해도 매우 미미했다. 거기에는 오늘날의 과학처럼 오직 의학만이 있었다. 민족성이 1차 기준이 아니라 의학의 수준과 효용이 최고의 가치였던 것이다. 『동의보감』으로 우리는 한국 의학이 동아시아 의학의 변방이 아닌 핵심 주주임을 더욱 낭랑하게 주장할 수 있게 되었다.

Special Tip

가히 '동의'라 할 만하다!

■

옛사람들은 "의학을 공부하고자 한다면 먼저 『본초경』을 읽어서 약성藥性을 알아야 한다"라고 하였다. 그러나 『본초경』은 방대하고 번잡하며 모든 의가들의 논의가 한결같지 않고, 또 지금 사람들이 알지 못하는 약재가 그 반을 차지한다. 마땅히 지금 사용되는 것들을 모아야 할 것이기에 단지 『신농본초경』과 『일화자본초日華子本草』와 이동원李東垣과 주단계朱丹溪의 요점이 있는 말들만을 실었다. 또한 중국산인지 조선산인지를 기록하였고, 조선산의 경우는 우리 고유의 약물 이름과 산지, 채취 시기, 가공법 등을 써놓아 쉽게 갖춰 사용할 수 있게 하였는데, 이로써 멀리서 구하여 얻는 어려운 폐단이 없도록 하였다.

왕절재王節齋는 "이동원은 북쪽 지방의 의사다. 나겸보羅謙甫가 그 법통을 전수받아 강소성江蘇省과 절강성浙江省에서 이름을 떨쳤다. 주단계는 남쪽 지방의 의사다. 유종후劉宗厚가 그 학문을 이어서 섬서성陝西省에서 이름을 떨쳤다"라고 말하였으니, 의학에 남북의 명칭이 있은 지 오래되었다. 우리나라는 후미지게 동방에 위치하고 있지만 의약의 도가 선線처럼 끊어지지 않았기 때문에 우리나라 의학도 가히 동의東醫라 할 만하다. '감鑑'이란 말의 뜻은 만물을 밝게 비추면서 그 형체를 피하지 않는다는 것이니, 원나라 때 나겸보의 『위생보감衛生寶鑑』이나 명나라 공신龔信의 『고금의감古今醫鑑』이 모두 '감'으로 이름을 지은 뜻이 여기에 있다. 지금 이 책을 열어서 한 번 열람해보면 길흉과 경중이 밝은 거울처럼 분명할 것이기에, 마침내 『동의보감』이라고 이름 붙인 것은 옛사람이 남긴 뜻을 사모하기 때문일 따름이다.

『동의보감』 「집례集例」편(1613)

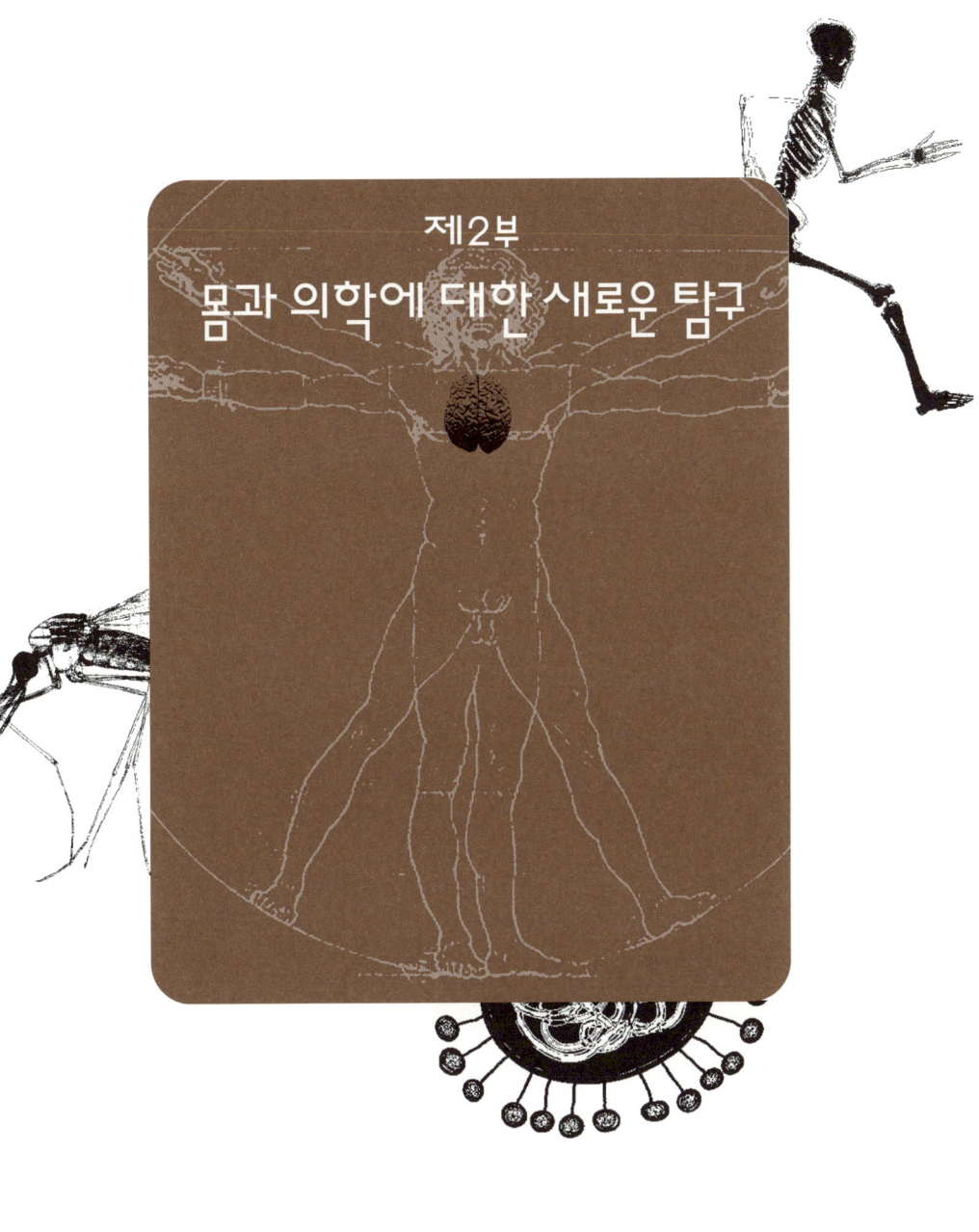

제2부
몸과 의학에 대한 새로운 탐구

병 원인은 별들에게 물어봐
● 파라켈수스의 도전

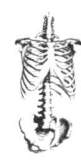

외과술까지 배운 독특한 의사

의학의 역사에서도 '과학혁명'과 같이 패러다임을 바꾼 '의학혁명'이 일어났는가? 대답하기 쉽지 않은 질문이다. 그러나 한 시대의 의학적 패러다임을 송두리째 바꾼 '혁명'은 아니더라도 '혁명적'인 역할을 한 의학자들은 여럿 있었다. 파라켈수스Philippus Paracelsus(1493~1541)도 그러한 의학자 중 한 사람이다.

원래 '필리푸스 아우레올로스 테오파라투스 봄바스투스 폰 호헨하임'이라는 긴 이름을 가진 이 의학자는 1529년경부터 파라켈수스라는 별명을 사용한 것으로 알려져 있다. '파라켈수스'라는 이름의 기원에 대해서는 여러 가지 학설이 있는데, 우선 문자 그대로는 '켈수스를 능가한다'는

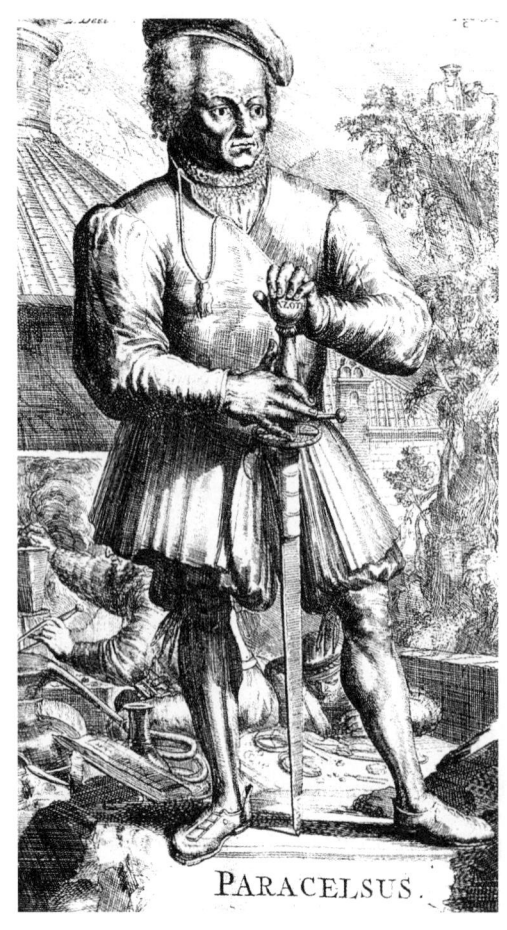

파라켈수스의 초상 | 그는 광물성 약재를 치료에 도입하고, 새로운 질병의 개념을 제시한 것으로 유명하다.

의미를 지닌다. 그래서 흔히들 로마시대의 유명한 의사였던 켈수스를 능가하는 의사라는 의미로 받아들인다. 그러나 켈수스가 의사였는가에 대해서는 의문의 여지가 많다. 그의 대표작인 『의학론On Medicine』을 보아도 켈수스 자신의 의학 이론은 없고, 당시 로마의 백과사전적 전통에 따라 다양한 내용을 모아놓아서, 의학적 측면보다는 역사적 측면에서 그 가치를 인정받고 있다. 뒤에 그의 학설을 소개하는 자리에서 다시 말하겠지만 파라-켈수스보다는 중세까지 영향력을 발휘하던 갈레노스의 학설에 도전했다는 의미에서 '파라-갈레노스'라고 하는 것이 그의 학문적 경향을 더욱 잘 드러내는 별명일 터인데 왜 구태여 별다른 학문적 특징이 없는 켈수스를 능가한다는 별명이 붙었는지는 다소 의문이다.

파라켈수스가 태어나고 활동한 시대는 그야말로 격변의 시대였다. 당시는 중세적 세계관과 가치관이 종언을 고하고 근대적 세계관과 가치관의 탄생을 모색하는 혼돈의 시대였다. 그의 학문에 나타나는 신비주의와 합리주의, 다시 말해 중세와 근대적 특징의 기묘한 동거는 바로 이러한 시대 상황이 그의 학문에 반영된 결과라고 볼 수 있다.

파라켈수스는 어려서 의사였던 아버지에게 광물학·식물학·자연철학 등 다양한 학문을 배웠다. 성장해서는 이탈리아 여러 대학에서 의학을 배웠는데, 이때 외과술도 함께 배웠다. 그가 의사로서 외과술을 배운 것은 당시로서는 상당히 파격적인 행동이었다. 지금은 의사가 외과술을 배우는 것을 당연하게 여기지만 서양에서는 18세기까지 손에 피를 묻히는 외과의사를 고상하게 책으로 공부하고 약을 쓰는 일반 의사와는 별개의 직종으로 취급했다. 당시 외과의사는 사회적으로 신분이 낮은 이발사 출신이어서 의사들과는 사회계층 자체가 달랐다. 그러나 파라켈수스는 당시의 이런 관습에 아랑곳하지 않고 외과술을 배워 군대 외과의로 복무하기도 했다.

그는 여러 곳을 다니다가 당시 바젤Basel 시에서 영향력 있는 인문주의자이자 출판업자인 프로벤John Froben의 질병을 치료한 것이 인연이 되어 바젤 시의 공의公醫이자 의과대학 교수로 정착하게 된다.

화학요법의 선구자

파라켈수스는 당시 의학의 교과서로 여겨지던 이븐 시나Ibn Sina의 『의학정전Al-Qanun』을 학생들 앞에서 불사르고, 라틴어를 사용하던 학문적 관습에 배치되게 독일어로 강의를 하는가 하면, 그의 강좌에 이발사-외과의사barber-surgeon들을 받아들여 큰 물의를 일으키기도 했다. 그의 '튀는' 행동들은 많은 적을 만들었는데, 그로 인해 마침내 바젤 시를 떠나게 된다. 이후 그는 나머지 생애를 여러 곳을 방랑하며 보낸다. 프랑스의 유명한 소설가 마거리트 유르스나르Marguerite Yourcenar는 방랑하는 파라켈수스를 모델로 『어둠 속의 작업』이라는 소설을 쓰기도 했다. 파라켈수스는 이처럼 여러 지역을 떠돌아 다니면서도 연구와 저술을 게을리 하지 않아 생전에 출판한 책을 비롯해 방대한 분량의 저술을 남겼다.

무엇보다도 그는 광물성 약재를 치료에 도입한 것으로 유명하다. 한의학에서 본초학이 발달한 것과 마찬가지로 고대와 중세의 서양 의학에서도 식물성 생약재를 주로 사용했다. 의과대학에서는 대개 식물원을 갖고 있어 학생들에게 약용식물에 대한 지식을 가르쳤다. 식물분류학의 아버지로 알려진 린네Carl von Linné도 의사로서 약용식물에 대해 연구하

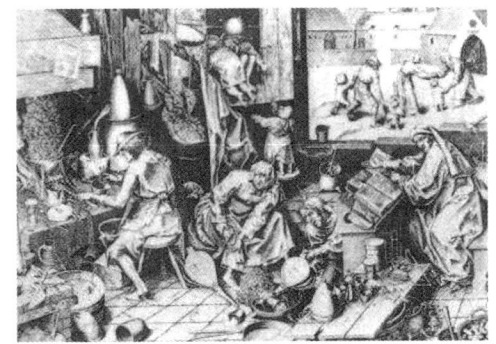

연금술사의 작업실 | 값싼 금속을 금으로 만들려고 했던 연금술사의 시도는 화학이 발달하는 계기가 되었다. 파라켈수스는 연금술이나 점성술 같은 사이비 과학을 과감하게 의학에 도입했다.

다가 식물분류학의 체계를 세웠다. 이처럼 동서양을 막론하고 식물은 약재로 많이 사용된 반면 광물질은 그다지 사용되지 않았다. 그런데 파라켈수스는 적극적으로 광물질을 약재로 사용했으며, 그런 의미에서 화학요법의 선구자라 불린다.

파라켈수스가 광물질을 약재로 사용하게 된 것은 그가 의학뿐 아니라 연금술에도 조예가 깊었기 때문이다. 그래서 그를 연금술사로 보기도 하지만, 파라켈수스는 연금술사들이 전통적으로 관심을 갖는 금속의 변환이나 철학자의 돌을 만드는 문제에는 관심이 없었다. 그에게 연금술이란 의학적 치료제로 사용할 수 있는 무독성 광물질을 찾아내는 것이었다. 그는 상처와 만성궤양 치료에 광물성 약재를 사용해 좋은 효과를 보았고, 수은의 이뇨작용을 알아내기도 했다. 그러나 위험할 수 있는 광물성 약재를 무분별하게 남용하지는 않았다. 그는 이런 약재의 유독성을 알고 있었기에 사용량을 엄격히 제한했고 무독성 광물만을 사용했다. 또 광물질에 대한 관심이 광산에서 일하는 광부들의 질환으로 확대돼 직업병으로서 '규폐증硅肺症'을 처음 기술하기도 했다.

새로운 질병 개념을 세우다

좀 더 이론적인 측면에서 파라켈수스의 공헌에 대해 살펴보자. 무엇보다 파라켈수스는 새로운 질병의 개념을 제시한 것으로 유명하다. 그때까지의 전통적인 질병 개념은 주로 갈레노스의 체액설에 기초한 것으로, 특정 체액의 과도함이나 부패에서 유래한 몸의 비정상적인 상태를 질병으로 규정했다. 더 정확히 표현하자면 개인에 따라 지극히 다양하게 나타나는 무수한 병적 상태는 있었지만 독립적인 실체로 분류할 수 있는 질병의 개념은 존재하지 않았다. 파라켈수스는 여기에 외적 원인을 통해 몸 안에 특정한 자리를 갖는 새로운 질병 개념을 도입했다.

파라켈수스는 대기 중에 떠다니는 광물성의 독성 물질을 질병의 원인으로 보았다. 그는 이러한 외적 원인을 '실체'라고 불렀고, 외적 원인으로 생기는 질병 또한 '실체'라고 보았다. 그는 이런 외적인 실체가 몸 안에 들어와 자신의 규칙을 강요함으로써 생명체가 병들고 죽음에 이르게 된다고 보았다. 이처럼 근대적 성격의 실체론적 병리관을 갖고 있었기에 고대의학에서 말하는 체액이나 체질 등을 실체에 반대되는 허구적인 것으로 보았다.

그의 새로운 치료 전략은 이러한 새로운 질병관에서 비롯되었다. 갈레노스의 체액설에 기초한 과거의 치료법은 병적으로 과다해진 체액을 발한·사혈·구토 같은 방법을 통해 배출시키는 것이 전부였다. 그러나 그의 치료법은 몸 안에 들어온 병의 원인을 제거할 특정한 성분을 찾는 쪽으로 나아갔다. 그래서 과거의 치료법이 추구하던 약재의 복합이 아니라 특정한 효과를 가진 성분의 추출과 분리를 지향했다.

파라켈수스의 의학에는 이처럼 근대적인 성격도 있었지만 그와 동시에 신비주의적이고 형이상학적인 측면도 있었다. 그는 천체와 인체 사이의 상응관계를 믿었으며, 천상의 별들이 인간을 포함한 지상의 모든 것들에 커다란 영향을 미친다고 생각했다. 사람은 말할 것도 없고 땅 위의 풀 한

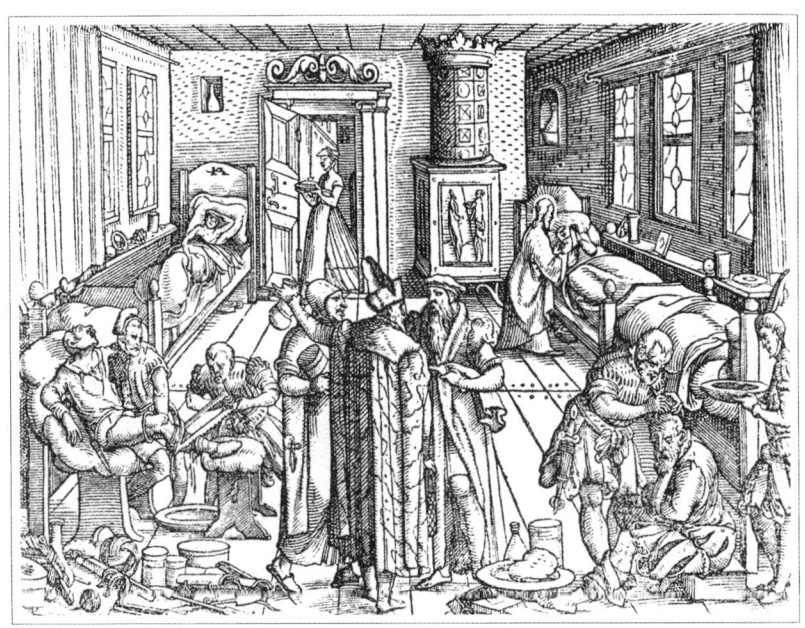

파라켈수스 시대의 병원 | 파라켈수스가 저술한 『수술학서』에 실린 그림으로, 다리를 절단하는 등 르네상스 시대 병원의 모습을 사실적으로 보여준다. 파라켈수스는 당시 이발사들이 담당하던 외과술도 배운 독특한 의사였다.

포기, 나무 한 그루도 별의 기운을 반영한다고 보았다. 그래서 그는 의사는 모름지기 천체의 운행을 아는 천문학자가 되어야 한다고 주장했다.

이처럼 복잡한 성격을 지닌 파라켈수스의 학문을 제대로 평가하기는 쉽지 않다. 그는 연금술이나 점성술 같은 사이비 과학을 과감하게 의학에 도입했고 그로 인해 어느 정도 성과를 거두기도 했다. 그러나 그 때문에 그는 신비주의와 과학의 경계선상에 위태롭게 서 있는 것으로도 보인다. 그것은 그가 살았던 시대의 과도기적인 성격 때문이기도 하다. 그런 의미에서 파라켈수스 역시 그 시대의 아들이었다.

●●●● Special Tip

연금술을 모르는 의사는 진정한 의사가 될 수 없다?

■

치료제는 신에 의해 창조되었다. 그러나 마지막 완성은 신이 준비하지 않았다. 치료제는 광석 찌꺼기 속에 감추어져 있다. 치료제를 광석 찌꺼기에서 분리하는 일은 불카누스Vulcanus에게 맡겨졌다. 철의 제련에 해당되는 것이 치료제에도 해당된다. 눈이 풀이나 돌, 그리고 나무에서 보는 것은 치료제가 전혀 아니다. 치료제는 내부에, 광석 찌꺼기 속에 숨겨져 있다. 따라서 광석 찌꺼기에서 치료제를 분리시켜야 한다. 그때만이 우리는 진정한 치료제를 얻을 수 있다. 그것은 연금술이며 불카누스의 임무이다. 불카누스는 치료제를 준비하는 약사와 같다.

파라켈수스, 『연금술에 관한 책―왜 연금술을 모르는 의사는 진정한 의사가 될 수 없는가』(1537)

이제 여러분은 천체가 우리들의 본성과 체질에 영향을 미치지 못한다는 사실을 이해하지만, 그럼에도 불구하고 어떤 방식으로 천체가 우리에게 해를 끼치고 우리 몸을 병들게 만들며 죽게 만드는가를 이해해야 한다. 사람이 오래 살거나 오래 살지 못하는 것은 토성의 영향 아래 태어났기 때문이 아니다. 토성의 운행은 누군가의 수명의 길고 짧음을 결코 결정하지 않는다. …… 인간은 천체나 별이 없으면 존재할 수 없다. 그것은 사물의 질서이다. 그러나 그렇다고 해서 인간의 탄생과 본성이 천체에 좌우되는 것은 아니다. 들판에

씨를 뿌리면 열매를 맺는데 그것은 그 안에 씨가 되는 존재ens seminis가 있기 때문이다. 태양이 없으면 싹이 틀 수 없지만 그렇다고 밀을 밀이 되게 하는 것이 태양이라고 말하지는 말자.

파라켈수스, 『위에 있는 천체와 아래 있는 몸에 대한 논고』(1527)

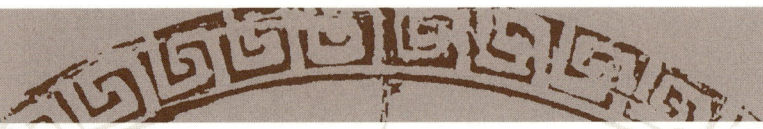

300년 전 성직자도 **직업병** 앓았다

●노동의학의 시조, 라마치니

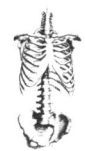

자연과의 조화가 깨지는 시점에서 발생한 의학

의학의 역사를 해석하는 방식에는 여러 가지가 있다. 가장 흔한 방식은 원시시대부터 현대에 이르는 시간을 직선적 발전 과정으로 보는 이른바 휘그적 Whiggish 해석이다. 이 방식에 따르면 인간의 건강과 수명은 지속적으로 증진·연장돼왔으며, 그 과정에 의학의 발전이 절대적 구실을 했던 것으로 평가된다. 고대부터 지속적으로 길어진 평균수명이 그 증거이다.

그러나 옛 조상들의 유골을 대상으로 한 고고병리학 연구에 따르면 이 가설이 언제나 들어맞는 것은 아니라고 한다. 예컨대 인류 역사에서 가장 오래 지속됐던 수렵과 채집을 기반으로 한 사회가 농경사회보다 평균

수명과 건강 수준이 우수했다는 증거들이 무척 많다고 한다.

이런 증거들을 심각하게 고려한다면 우리는 다음과 같은 추론을 해볼 수 있다. 곧 의학은 인간의 생활방식과 자연의 조화가 깨진 상태에서 건강을 지키기 위한 '인위적' 노력의 산물이라는 것이다. 다시 말해 수렵·채집 사회의 건강이 자연적 '현상'이었다면, 문명 이후의 건강은 의학이라는 인위적 노력을 통해서만 얻을 수 있는 하나의 '목적'이 된다. 여기서 그 목적을 설명하는 의학적 이론이 나타나고, 그 이론에 따른 생활방식이 '처방'된다. 건강의 방향이 '자연적 조화의 회복'에서 '인위적 목적의 달성'으로 전환된 것이다.

하지만 미생물학자이자 인문학자이며 현대의 르네상스 지식인이라 불리는 르네 뒤보René Dubos(1901~1982)는 모순처럼 보이는 건강의 두 방향이 언제나 우리와 함께해왔다고 주장한다. 그는 이를 그리스신화에 나오는 의술의 신 아스클레피오스와 위생과 보살핌의 여신 히기에이아Hygieia에 의탁해 설명한다. 전자가 목적으로서의 건강을 추구한다면, 후자는 문명 이전에 누리던 조화로운 상태의 회복을 도와준다. 현대적 의미에서 보면 전자는 이미 발생한 질병을 다루는 치료의학을 대표하며, 후자는 발병 이전의 섭생을 관리하는 예방의학과 보건학을 상징한다. 질병의 원인을 후자가 인간의 활동과 환경에서 찾는다면, 전자는 우리의 생물학적 실체인 몸속에서 찾는 셈이다. 이 글에서는 이 둘 중 경제활동과 환경의 흐름을 따라가보도록 한다.

수렵과 채집을 생계 수단으로 삼던 우리 조상들은 대체로 무척 건강한 삶을 살았을 것으로 추정된다. 자연에 존재하는 다양하고 풍부한 동식물을 섭취했으므로 영양 상태도 좋았을 것이며, 주거지를 계속 옮겨 다녔으므로 배설물 같은 오염원을 피할 수도 있었다. 그들의 건강을 위협했던 것은 질병보다는 주로 사냥 중에 발생한 외상이나 열매를 따라 올라간 나무에서 떨어지는 것 같은 사고였을 것이다. 그와 같은 손상에 대한 대처 방법은 주로 직접적인 경험과 직관에 의존하는 것이어서 의학이 체계적으로 발달하기는 어려웠다.

하지만 농경 기술이 발달하고 사람들이 일정한 지역에 모여 살면서부터는 상황이 크게 달라진다. 몇 안 되는 종류의 작물과 길들여진 동물에 의존하여 살게 됨에 따라 비타민 같은 필수영양소의 섭취가 어려워지자 영양실조가 늘어난다. 많은 사람이 모여 살면서 배설물과 폐수 같은 오염물질에 의해 전염병이 발생하고, 오랜 시간 일정한 자세로 단순작업을 반복하는 농사일 때문에 골관절계 질환도 많아진다.

계급의 분화가 일어나고 시간 여유가 많은 지배층이 생기면서 그들에 의해 학문이 일어나는데, 그중에서도 건강의 문제를 다루는 의학이 중요한 위치를 차지하게 된다. 이렇게 의학은 자연과 일체가 된 삶이 깨지는 시점에서 발생하여 한 흐름은 무너진 조화를 회복하는 방향으로, 다른 흐름은 변화된 환경에 맞는 새로운 건강을 찾는 방향으로 발달해간다.

노동을 건강의 중요한 요소로 승격시키다

직업과 관련된 질병은 이미 고대 서양 의학을 집대성한 갈레노스의 저

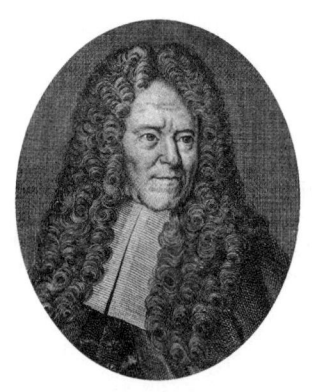

노동의학의 시조, 라마치니 | 그는 자연환경과 함께 노동을 건강의 중요한 구성요소로 승격시켰다.

작에 언급되어 있다. 검투사를 돌보는 일을 담당했던 갈레노스는 그들의 질병과 외상뿐 아니라 광부 등의 직업병에 대해서도 비교적 자세히 기록했다. 하지만 그런 질병을 예방하고 치료하기 위한 방법을 제시하기보다는 운명으로 받아들여야 한다는 식으로 언급하고 있어 아쉬움을 준다. 이후 17세기에 이르기까지 직업병을 다룬 문헌은 광부들이 걸리는 병에 관한 것 몇 가지 말고는 거의 보이지 않는데, 이는 아마도 직업활동과 관련된 환경을 새로운 자연으로 인식하고 거기에 순응하려고 노력한 결과가 아닌가 싶다.

하지만 새로운 환경을 받아들이고 적응하는 데는 한계가 있을 수밖에 없다. 여기에는 오염물질과 과도한 노동을 받아들이는 인체의 생물학적 한계뿐 아니라 그러한 환경을 감내하는 사회적 인내력의 한계가 포함된다. 18세기가 시작되는 1713년에 발간된 라마치니 Bernardino Ramazzini (1633~1714)의 『노동자의 질병 De Morbis Artificum Diatriba』은 그러한 한계점에서 탄생한 노동의학의 기념탑이다. 이 책에서 라마치니는 광부, 도자기공, 석공, 레슬링 선수, 농부, 간호사, 군인 등 52개 직종의 노동자들이 겪을 수 있는 건강의 문제를 다루고 있다. 여기에는 화학물질, 먼지, 금속과 같이 자극성 있는 물질을 다루는 노동자의 질병이 주로 언급되었지만, 과도하게 많은 세금을 부과받은 사람, 펜으로 글씨 쓰는 일을 주로 하는 서기나 공증인, 성병에 걸린 여인의 분만을 돕는 조산원, 귀족과 성직자 등 거의 모든 계층의 직업이 망라되어 있다.

이 책은 나중에 공장 안전과 산업재해 보상에 관한 법률이 제정되는 데 큰 기여를 한다. 라마치니는 갈레노스처럼 직업병을 운명으로 받아들이지 않고 예방을 위한 적극적인 노력을 주문한 것으로 알려져 있다. 그러나 그가 노동자들의 작업 조건을 개선하기 위한 사회 개혁에 얼마나 적극적이었는지는 알 수 없다. 그는 개혁가보다는 면밀한 관찰에 근거해 질병을 설명한 과학자였다.

라마치니는 과학혁명이 한창이던 17세기 이탈리아에서 주로 나타나고 있던 질병 현상을 연구했지만, 그 방법은 직업이라는 요소가 추가됐을 뿐 고대 히포크라테스의 『물, 공기, 장소에 대하여 On Airs, Waters, Places』와 거의 같은 것이었다. 이 때문인지는 알 수 없으나 이탈리아 사람으로는 처음으로 독일 학술원 회원이 되었으며, 이곳에서 '히포크라테스 3세'라는 별칭을 얻었다.

라마치니는 자연환경과 함께 노동을 건강의 중요한 구성요소로 승격시켰다는 점에서 노동의학 또는 산업의학의 시조로 불린다. 하지만 그의 업적이 현실 사회에서 빛을 발하기까지는 긴 세월이 걸렸는데, 그 까닭은 노동자의 건강을 기본권으로 받아들이는 인식의 대전환, 그리고 이를 현실에 적용할 수 있는 사회적 시스템이 필요했기 때문이다.

현대인에게 인위적 환경과 자연적 환경의 구분은 큰 의미가 없다. 인위적으로 자연을 구현하기도 하고, 자연 속에 이미 많은 인위가 숨어 있기도 하다. 이렇게 자연과 인위를 뒤섞어놓은 것이 바로 노동이다. 노동은 자연

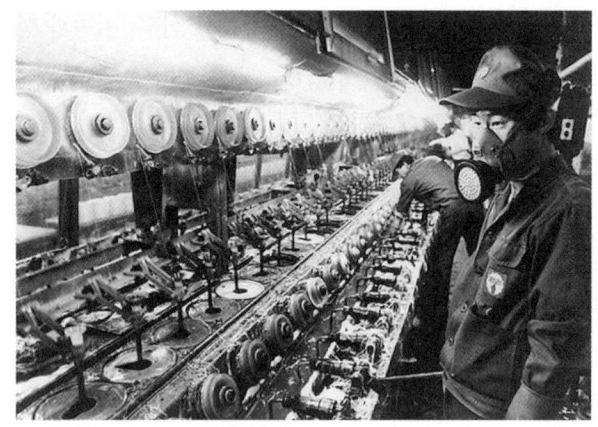

원진레이온 작업장 | 수많은 이황화탄소 중독 환자를 만들어낸 원진레이온의 작업 광경. 공장이 폐쇄된 뒤 이 기계들은 중국으로 이전됐다고 한다. ⓒ 한겨레신문, 장철규

과 인위를 가르는 기준이지만 노동 자체는 자연의 속성이다. 노동을 통하지 않고서는 생존 자체가 불가능하기 때문인데, 이 평범한 진리를 깨닫고 실천하기 위해 우리는 수백 년에 걸쳐 뼈아픈 경험을 해야만 했다.

우리나라에서 처음으로 노동자의 건강 문제가 중요 쟁점으로 떠오르기 시작한 것은 1970년 자신의 몸을 불살라 죽어가면서 "근로기준법을 준수하라"고 외친 전태일의 절규 이후라고 할 수 있다. 하지만 그 이후로도 열악한 노동환경 때문에 심각한 병에 걸리거나 사망하는 사례는 계속 늘어갔다. 1988년 온도계에 수은을 주입하는 작업을 하던 열다섯 살 어린 소년이 수은 중독으로 사망하고, 수많은 노동자들이 이황화탄소 중독에 걸려 결국 공장 문을 닫을 수밖에 없었던 '원진레이온 사건'을 겪으면서 우리 사회는 서서히 노동 건강의 중요성을 인식하기 시작했다.

이제 노동과 관련된 위험은 대부분 외국인 노동자에게 전가되었으며, 크게 사회적 관심을 끌지 않게 되었다. 하지만 사회적 약자일 수밖에 없는 저개발국과 그곳에서 온 이주민에게 노동은 여전히 모험이다. 300여 년 전에 쓰인 라마치니의 『노동자의 질병』이 여전히 중요한 메시지를 전해주는 이유가 바로 여기에 있다.

●●●● **Special Tip**

노동계급에 속하는 환자를 진찰할 때는…

　지금처럼 고대에도 노동자의 상태를 보전하기 위한 법이 있었다. 따라서 의학은 그 에너지의 일부를 법이 보장하는 바에 따라 노동자의 고통을 덜어주고 그들의 이익을 증진시키는 데 사용해야 한다. 노동자의 안전을 위해 우리는 특별한 열성을 가져야 한다. 나는 나의 능력과 권한에 따라 할 수 있는 모든 일을 다했고, 지저분한 공장에 드나들며 반복적인 기계 작업에 대해 연구하는 것을 부끄러워하지 않았다. ……
　의사가 노동계급에 속하는 환자를 진찰할 때는 병에 걸린 상황에 대한 적절한 평가 없이 바로 맥부터 짚어서는 안 된다. 어떤 치료를 할지 생각하는 동안에도 의사는 환자의 운명이 보잘것없다는 듯이 행동해서는 안 되며, 자리를 양보하는 등 겸손한 태도를 보여야 한다.

라마치니, 「노동자의 질병」(1713)

조신호, 「문송면」

1988년 7월 2일 2시 30분
성모병원 산재 병동 한 모퉁이
석 달 동안 누워 있던 수은 중독 병상에서

온몸이 떨리는 최후의 마비 증세
더 가눌 수 없는 구토증 신음으로
토하던 삶의 찌꺼기에 숨길이 막혀
싸늘하게 죽어간 15세 문송면 文松勉
지난해 섣달 중학 졸업 앞두고
야간 고등 가고 싶은 맨주먹 쥐고
충남 서산군 원북면 양산리에서
서울 어느 온도계 공장 올라와
엄청난 한냉 기류 시린 손으로
날마다 유리대롱 실눈금 가냘프게
한 방울씩 수은을 부어넣으면서
그 온도계 세상 기류 정확히 말하도록
가슴 부푼 내일을 그려보면서
혼자서 엄동설한 이기려 했다
하지만 가슴에 펄럭이던 찬바람 아픔이
시린 뼈 속으로 너무 깊이 스며들어
피려던 꽃망울 검게 시들면서
세상 쓰라림 하나씩 망각하며
세상 서러움 힘없이 토하다가
자신이 만든 온도계 하나 가슴에 걸고
서럽게 아프게 죽어간 소년 문송면
저승 가서 부디 고등학교 입학하여
못 다한 아쉬움 갈고 닦으며
이 세상 기류를 바르게 전해다오

누가 더 근대적이었나?
────── ● 데카르트와 하비

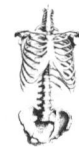

데카르트의 유심론적 기계론

요한네스 힐쉬베르거가 쓴 『서양철학사』의 '데카르트René Descartes (1596~1650)' 항목은 다음과 같은 글로 시작한다.

"사람들은 데카르트가 프랑스의 첫 번째요 마지막의 위대한 철학자라고들 말해오고 있다. 설사 이 말이 들어맞는다고 하더라도 프랑스는 이 말에 만족할 것이다. 데카르트의 의의는 이렇게도 크다."

프랑스인들이 이런 평가에 정말로 만족할지 어떨지는 모르겠지만 데카르트가 근대적 사유의 문을 열어젖힌 철학자라는 평가에 대해 이의를 제기할 사람은 별로 없다. 그러나 빛이 강하면 그림자도 짙은 법, 근대적 사유의 발원지로 인정받는 그의 사유 세계가 또 한편으로 서구문명이 초래한 모든 폐해의 궁극적인 진원지처럼 추궁받는 일도 흔하다.

'데카르트적 이원론'이란 말은 대개 다소 비난 섞인 맥락에서 사용되는데, 그렇다고 데카르트에게 근대 서양문명의 원죄를 모두 뒤집어씌우는 게 옳은 일인지, 이원론은 나

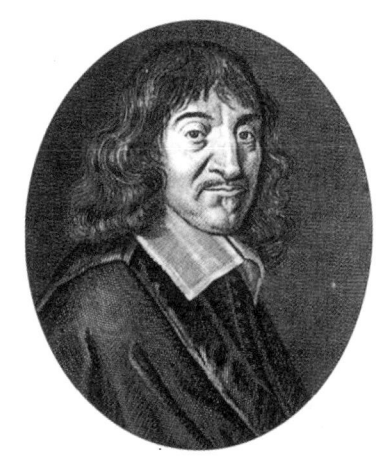

근대적 사유의 문을 연 데카르트 | 그는 자신의 기계론을 입증하는 전형적인 사례로 혈액순환을 밝힌 하비의 업적을 들었다.

쁜 것이고 일원론은 좋은 것이라는 등식이 성립하는지는 의문이다. 마찬가지로 그의 기계론에 대해서도, 적어도 필자가 보기에는 다소 부당한 비난이 가해지곤 한다.

사실 데카르트의 기계론은 진지한 이해의 대상이 되기보다는 성급한 비판의 대상이 되어왔다. 그래서 그의 기계론이 무엇을 의미하는지에 대한 정확한 이해도 없이 '기계론'이란 용어에만 이끌려 고차원적인 정신세계를 지닌 인간을 단지 기계로 보기 때문에 틀렸다거나 나쁘다는 식의 비난이 가해지는 것이 보통이다. 그런데 여기서 한 가지 주의할 점은 데카르트의 기계론은 결코 유물론이 아니라는 것이다. 그의 기계론은 유물론적 기계론이 아니라 '유심론적 기계론'이라고 하는 것이 더 타당하다. 왜냐하면 그는 영혼의 존재, 그리고 육체에 대한 영혼의 우월성을 분명

하게 상정하고 있기 때문이다.

육체는 독립된 고유 원리에 따라 운영된다

데카르트 기계론의 핵심은, 영혼이 육체의 운영에는 전혀 관여하지 않으며 육체는 그 고유 원리에 따라 운영된다는 것이다. 데카르트에 따르면, 사람이 죽으면 다시 말해 영혼이 육체를 떠나면 모든 육체 활동이 정지되는데 이것을 보고 사람들이 육체 활동을 가능하게 하는 원인이 영혼이라고 생각하게 되었다는 것이다. 그는 육체가 살아서 움직이고 생리적 기능을 수행하는 것은 육체보다 상위 원리(예컨대 영혼)의 지배나 개입으로 이루어지는 것이 아니라, 육체를 구성하는 뼈·근육·동맥·정맥·혈액·신경 등의 기계적인 배치와 이들의 운동을 가능케 하는 원동력인 열에 의해 이루어진다고 보았다. 그리고 이를 설명하기 위해 그 유명한 '시계의 비유'를 든다.

우리가 시계의 작동을 설명하기 위해 '영혼'과 같은 별도의 원리를 도입할 필요는 없다. 크고 작은 톱니바퀴로 이루어진 시계의 기계적 구성과 이들을 움직이게 하는 원동력으로서 태엽의 힘을 상정하는 것만으로도 시계의 작동을 완전하게 설명할 수 있다. 인간의 육체도 마찬가지다. 데카르트는 인간의 육체가 시계와 같이 자체적인 구조와 원리에 의해 작동됨을 예증하기 위해 『방법서설』 5장에서 다음과 같이 심장의 운동을 그 예로 들었다.

"나는 방금 위에서 설명한 심장의 운동이 심장 속에서 우리가 눈으로 볼 수 있는 기관의 배치, 손가락으로 느낄 수 있는 열, 실험에 의해 알 수 있는 혈액의 성질만을 따라 필연적으로 생기되 그것은 시계의 운동이 추와 바퀴의 힘, 위치, 모양에 따라 필연적으로 생기는 것과 똑같음을 사람들에게 알리고자 한다."

그리고 바로 뒤이어 혈액이 순환함을 밝힌 하비William Harvey(1578~1657)를 거론하며 하비가 이 사실을 증명한 것을 칭찬하고 있다. 사실 하비가 혈액순환을 증명한 방법은 지극히 간단하면서도 명백해 지금까지도 경탄의 대상이 된다. 그래서 의학사에서는 하비를 '근대 생리학의 아버지'라 부른다.

근대 생리학의 아버지 하비

그렇다면 혈액이 순환함을 밝힌 것이 왜 그리 대단한 업적으로 평가받는 것일까? 혈액이 혈관을 통해 몸 전체에 흐른다는 사실은 이미 고대 때부터 알려져 있었지만, 하비 이전까지는 음식물을 소화해서 만들어진 혈액은 에너지와 같이 몸의 각 부분에서 소모되어 없어진다고 생각했다.

그러나 하비는 심장의 용적과 박동수를 곱해봄으로써 제한된 분량의 음식물 공급으로 단위 시간 안에 그토록 많은 혈액이 새롭게 생성되고 소멸되는 것은 불가능하다는 사실을 입증했다. 그 밖에도 그는 팔의 정

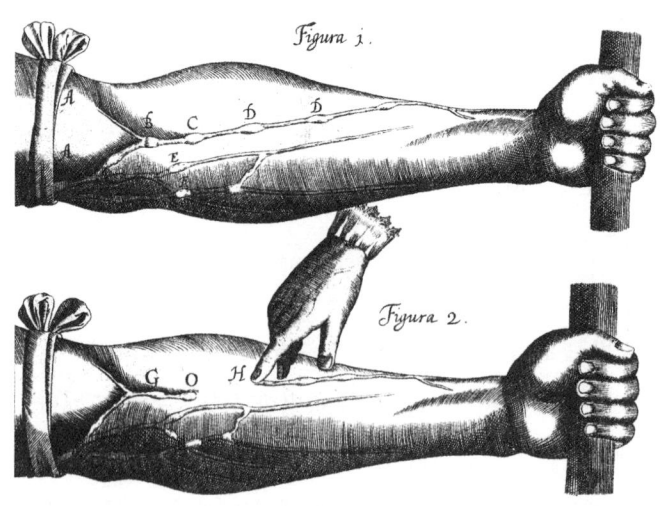

혈액순환을 증명하기 위한 정맥 결찰 실험 | 하비는 혈액순환에 대한 증명과 더불어 그가 사용한 실험방법의 간결성과 우수성으로 의학사에서 더욱 높이 평가받고 있다.

맥을 묶어 심장을 빠져나온 혈액이 묶인 팔로 인해 막혀 심장으로 돌아가지 못하고 한 곳에 가득 차 정맥을 부풀리는 현상을 유도해서 정맥의 피가 다시 심장으로 흘러들어간다는 사실을 증명했다. 또한 혈액의 역류를 방지하는 정맥의 밸브를 이용해 몸의 말단부로 나온 혈액이 다시 심장으로 돌아간다는 사실을 입증했다. 혈액순환을 밝힌 하비의 업적 자체도 위대하지만, 이 사실을 입증하기 위해 그가 사용한 실험방법의 간결성과 우수성 또한 의학사에서 높이 평가받고 있다.

그런데 여기서 한 가지 흥미로운 사실은 데카르트가 자신의 기계론을 입증하는 가장 전형적인 사례로 혈액순환을 밝힌 하비의 업적을 들었지만, 하비는 데카르트와 같은 기계론자가 아니었다는 점이다. 사실 하비는 서양 근대의학의 새로운 장을 여는 위대한 업적을 남겼지만 인체에 대한 그의 생각은 데카르트보다는 오히려 아리스토텔레스의 주장에 가까운 것이었다. 하비는 아리스토텔레스와 같이 심장이 나머지 모든 인체를 지배한다는 '심주설心主說'을 신봉했다.

과학성과 근대성은 일치하는가?

사실 인체를 지배하는 기관이 무엇인가에 대한 논란은 고대 때부터 있어왔다. 고대의 대표적인 학자 아리스토텔레스는 그것을 심장이라고 보았고, 플라톤과 갈레노스는 뇌라고 보았다. 그런데 하비는 심장의 운동과 혈액순환에 대한 선구적 업적을 남겼음에도 불구하고, 아니 어쩌면 그의 업적이 심장의 중요성을 강조한 때문인지, 그는 아리스토텔레스의 심주설로 다시 돌아갔다.

하비는 심장의 운동과 감각의 기원이 뇌에 있는 것이 아니라 심장 자체에 있으며, 심장을 인체 안에 존재하는 또 하나의 독립적인 생명체로까지 보았다. 그는 인간을 포함한 모든 동물의 힘이 심장에서 유래하며 거기에 의존한다고 주장했다. 그는 혈액순환의 원리를 밝힌 『심장의 운동에 관하여De Motu Cordis』라는 책에서 심장과 왕을 비교하는 내용의 헌사를 왕에게 바친다. 이 글은 왕당파였던 하비의 정치적 입장이 그의 과학적 업적에 고스란히 투영되어 있는 매우 흥미로운 글이다.

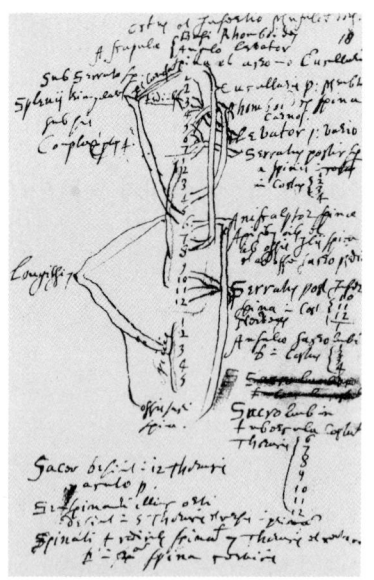

하비가 직접 쓴 원고 | 하비는 심장의 운동과 감각의 기원이 뇌에 있는 것이 아니라 심장 자체에 있으며, 심장을 인체 안에 존재하는 또 하나의 독립적인 생명체로 보았다. 『근육에 관하여』(1619)에서.

다시 데카르트의 심장론으로 돌아가보자. 과학적인 측면에서 보자면 심장에 대한 데카르트의 주장은 오류가 많다. 심장 수축의 원인을 심장 자체에서 찾은 하비와는 달리 데카르트는 혈액이 데워지고 식는 것에서 그 원인을 찾았다. 그 밖에도 데카르트는 인체의 생리학에 대해 많은 잘못된 주장을 펼쳤다. 데카르트와 하비 모두 근대의 문턱에 서 있는 위대한 학자였다. 그렇다면 누가 더 근대적이었을까? 과학적으로 잘못된 주장을 한 데카르트일까, 아니면 올바른 주장을 편 하비일까? 과학성은 근대성과 일치하는가? 우리는 근대성에 대한 쉽지 않은 물음으로 다시 되돌아온다.

Special Tip

심장에 대해 쓴 것을 헌정합니다

지극히 자비로운 폐하께

　피조물의 심장은 생명의 근원이며 만물의 제왕이며 소우주의 태양입니다. 모든 생장은 심장으로 말미암고, 모든 활력과 기력은 심장에서 흘러나옵니다. 마찬가지로 폐하는 왕국의 토대이며 소우주의 태양이자 나라의 심장으로, 모든 권력과 자비가 심장에서 나옵니다. 저는 감히 폐하에게 심장에 대해 쓴 것을 헌정합니다. 그것은 이 시대의 관습에 따라 인간에 관련된 모든 일들은 남자들의 방식으로 이루어지고, 왕과 관련된 대부분의 일들은 심장의 방식으로 이루어지기 때문입니다. 따라서 자신의 심장에 대한 지식이 왕에게 도움이 되지 않을 수 없습니다. 왕들 중 최고의 왕인 폐하는 인간의 머리에 위치하면서 인간 몸의 원리와 왕권의 이미지에 대해 숙고해야 할 것입니다. 따라서 저는 지극히 자비로운 왕에게 온화함과 관용으로 심장에 대한 이 새로운 작업을 받아들여 주시기를 간청드리는 바입니다. 폐하께서는 이 시대의 새로운 빛이시며, 참으로 이 시대의 심장이 되시는 분입니다. 폐하께서는 덕과 자애로움으로 가득 차신 분, 잉글랜드가 받게 될 모든 좋은 것들과 우리 삶이 누리는 모든 즐거움에 대해 감사를 받기에 합당하신 분입니다.

성스런 폐하의 지극히 충실한 종, 윌리엄 하비
하비, 「심장의 운동에 관하여」(1628)

인체 해부로 의학의 새 시대를 열다

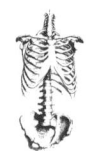

● 해부병리학의 탄생, 베살리우스와 모르가니

과학적 의학의 탄생

고대부터 동서양을 막론하고 질병은 대체로 몸 전체의 균형과 조화와 관련된 문제였다. 한의학에서는 음양의 조화 여부가, 고대 그리스 이래 서양 의학에서는 혈액·점액·황담즙·흑담즙 등 네 가지 체액의 균형 여부가 건강과 질병을 판단하는 핵심 기준이었다. 이에 따라 환자의 치료도 넘치는 것은 덜어내고 부족한 것은 채워주는 것을 가장 중요한 원리로 여겼다. 약 체계 역시 부족한 것을 보하는 보약을 중심으로 편제된 것이 동서 의학의 공통적인 모습이었다. 즉 질병관과 치료술, 그리고 약물학 모두 전인적全人的이고 전신적인 특징을 갖고 있었다.

서양에서 이러한 전통 의학관에 근본적인 변화가 일어나기 시작한 것은 대체로 18세기 들어 '본체론'적인 질병관이 싹트면서부터다. 즉 병을 인간의 신체를 구성하는 체액들 사이의 균형이 깨진 전인적인 상태가 아니라, 신체의 특정 국소 부위에 생긴 해부병리학적인 변화(병변病變)라고 여기게 된 것이다. 18세기 중엽 이탈리아의 모르가니Giovanni Morgagni(1682~1771)에 의해 탄생한 '장기병리학'은 19세기 초 프랑스의 비샤Xavier Bichat(1771~1802)에 의해 '조직병리학'으로, 19세기 중엽에는 독일의 피르호Rudolf Virchow(1821~1902) 등에 의해 '세포병리학'으로 발전했다. 16세기 베살리우스Andreas Vesalius(1514~1564) 이래 발달해온 인체해부학은 인간의 신체를 해체하고 분절화했을 뿐만 아니라, 전통적인 질병관을 해체하고 새로운 병리학, 즉 해부병리학을 탄생시켰다.

이로써 질병은 객관적으로 인식할 수 있는 '실체(본체)'가 되었고, 의학은 이러한 실체를 더 빨리 그리고 정확하게 발견(진단)하여 그것을 제거하거나 교정(치료)하는 방향으로 급속히 발전했다. 또한 의학관이 이렇게 분절적·분석적·객관적인 특성을 띠면서 의학은 여타 과학 분야의 성과를 손쉽게 수용할 수 있게 되었다. 이른바 '과학적 의학'이 탄생한 것이다.

근대의학 발전의 밑거름, 사후부검

19세기에 '의학의 교황'이라고 불린 피르호는 근대의학의 발전에 크게 이바지한 세 가지 요소로 동물실험과 임상 관찰, 그리고 사후부검을 꼽았다. 오늘날에는 병리의사들이 행하는 부검을 통해 환자의 몸속에서 일

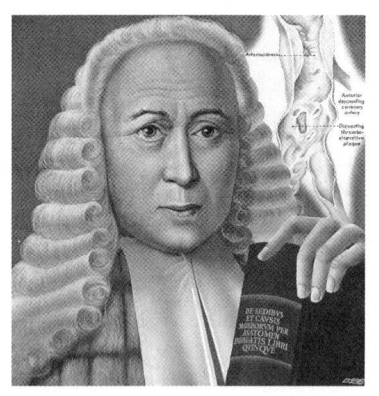

장기병리학을 탄생시킨 모르가니 | 그는 사후부검의 의학적인 의의를 밝혀냈으며, 질병이 장기라는 국소 부위에 자리를 잡는다는 결론을 이끌어냈다.

어났던 병리적인 변화를 죽은 뒤에 직접 관찰하여 최종 진단을 내린다. 또한 사후부검 소견과 생전의 증상 및 징후를 모아 검토함으로써 특정 증상과 징후를 일으키는 인자들을 파악하여 질병 진단에 도움을 받기도 한다.

사후부검이 체계적으로 행해진 역사는 그리 길지 않다. 고대 도시 알렉산드리아에서 잠시 행해졌고, 중세 후기에 산발적으로 시행된 적이 있지만, 부검이 체계적으로 행해진 것은 18세기 이후다. 부검의 의학적인 의의를 구체적인 성과를 통해 밝힌 사람이 바로 모르가니였다. 이탈리아 볼로냐대학에서 의학을 공부한 모르가니는 이미 학생 시절부터 유명한 발살바Antonio Maria Valsalva의 해부학 실습을 거드는 등 해부학에서 뛰어난 자질을 발휘했다. 그는 스물아홉의 나이에 당시 볼로냐대학과 쌍벽을 이루던 파도바대학의 이론의학 교수로 임명됐으며, 4년 뒤에는 해부학 교수직을 맡게 되어 죽을 때까지 60년 가까이 해부학 연구가와 교육자로서 많은 업적을 남겼다. 모르가니는 700가지 사례에 이르는 부검 소견과 환자들 생전의 임상 소견을 연결·검토하여 1761년에 해부학 연구에 바탕을 둔 『질병의 장소와 원인에 관한 연구 De Sedibus et Causis Morborum』라는 책을 출간했다.

이 책에서 모르가니는 사례마다 환자 생전의 임상적 특성을 먼저 기술한 뒤, 부검에서 발견한 해부병리학적인 특성을 묘사하면서 둘 사이의 관련성을 규명했다. 그리고 이런 과정을 통해 질병은 장기라는 국소 부위에 "자리를 잡는다"라는 결론을 내렸다. 그 뒤로 의사들은 모르가니를 따라서 '네 가지 체액의 부조화'가 아니라 '병든 장기'를 통해 환자의 증상을 설명하려고 노력했다. 그리고 질병의 원인이라고 생각되는 병변을 파악하려는 노력을 거듭하여 타진법(1761), 청진법(1819), 방사선 진단법(1895) 등의 새로운 진단법이 개발되었다.

모르가니는 질병의 자리를 장기라고 했지만, 19세기 초에 비샤는 질병 자리의 범위를 조직으로 좁혔으며, 19세기 중엽에는 피르호 등에 의해 세포가 질병의 장소로 등장한다. 결국 모르가니에서 본격적으로 시작된, 질병의 구체적인 자리를 찾으려는 국소병리학(해부병리학)은 히포크라테스 이래 2천 년 넘게 주도권을 쥐고 있던 체액병리학으로부터 그 지위를 넘겨받았으며, 19세기 후반에 확립된 세균병인설細菌病因說 등의 특정병인론特定病因論과 더불어 현대의학을 특징짓는 요소가 되었다.

인체 해부로 갈레노스의 오류를 밝히다

이러한 업적이 가능했던 것은 인체해부학이 발달했기 때문이다. 2세기경 갈레노스가 동물 해부를 토대로 인체 구조를 유추한 이후 중세 말부터는 인체 해부가 허용되기 시작했지만 갈레노스 이래로 해부학 지식에는 별다른 변화나 발전이 없었다.

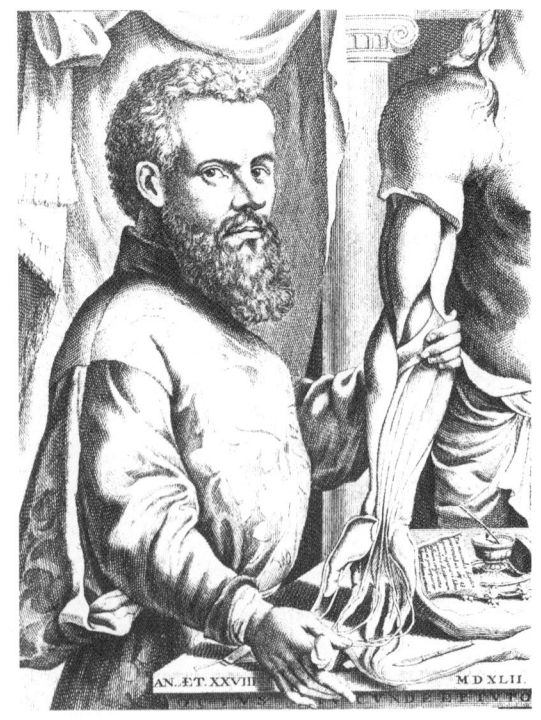

여인의 팔을 해부하는 베살리우스 │ 그의 두 번째 해부학 책인 『인체의 구조에 관하여』 속표지에 실린 그림이다. 탁자 모서리에는 1542년이라는 연대와 그림 속 주인공이 스물여덟 살이라는 내용이 새겨져 있다.

    베살리우스의 『인체의 구조에 관하여 De Humani Corporis Fabrica』는 저자 스스로 직접 행한 인체 해부에 근거하여 1543년에 새로운 인쇄술로 펴낸 해부학 책이다. 어렸을 때부터 작은 동물의 해부를 즐겼던 베살리우스는 파리대학 의학부에서 공부하면서 본격적으로 여러 가지 동물과 인체를 해부하기 시작했다. 그는 의학사 학위를 받은 뒤 당시 의학의 중심인 이탈리아 파도바대학에서 의학박사 학위를 취득하고, 1537년에 외과 및 해부학 교수로 임명되었다. 그 뒤 몇 해 동안의 준비를 거쳐 1543년 스위스 바젤에서 일곱 권으로 된 해부학 책을 출간했다. 공교롭게도 이 1543년은 중세적 우주관을 무너뜨리고 근대적인 우주세계관을 세우는 데 밑받침이 된 코페르니쿠스Nicolaus Copernicus의『천구들의 회전운동에 관하여』가 출간된 해이기도 하다. 우연이지만 천문학과 인간학에 대한 근대적 과학혁명의 출발은 바로 이 해에 가시적으로 나타났다.

베살리우스는 자신의 책에서 사체 해부 등 손으로 하는 모든 행위를 경멸하는 대학 교육을 받은 보수적인 의사들의 행위에 대해, 그리고 그러한 행위의 위험에 대해 언급했다. 또, 사람 대신 원숭이·돼지 등을 해부하고 그 결과를 망설임 없이 인체에 적용했기 때문에 나타난 갈레노스의 오류, 예컨대 다섯 엽葉의 간, 일곱 조각의 흉골, 뿔 모양의 자궁 등을 직접 관찰하여 교정했다.

파리대학 시절 스승인 실비우스Jacobus Sylvius를 비롯한 많은 의사들이 베살리우스를 곱지 않게 보았던 것은, 베살리우스가 천 년이 넘도록 도전받지 않았으며 그들 자신이 신봉해 마지않던 갈레노스에 대해 감히 그 오류를 지적하고 나섰기 때문이다. 그러나 불경스런 제자의 오류를 공격하기 위한 근거를 얻고자 제자의 방법을 따라 직접 해부하고 관찰한 실비우스도 갈레노스의 여러 잘못을 인정하지 않을 수 없었다. 하지만 대부분의 의학자들과 마찬가지로 갈레노스의 절대적 추종자였던 실비우스는 차마 갈레노스의 오류를 인정할 수 없어 갈레노스 이후 천몇백 년 사이에 인체의 구조가 변했다는 천재적인 변명을 늘어놓게 된다.

이제는 너무나 당연하고 자연스러운 일이지만, 의사인 해부학 교수가 자기 손으로 직접 해부하고 눈으로 관찰한 결과를 묘사하는 것은 그 무

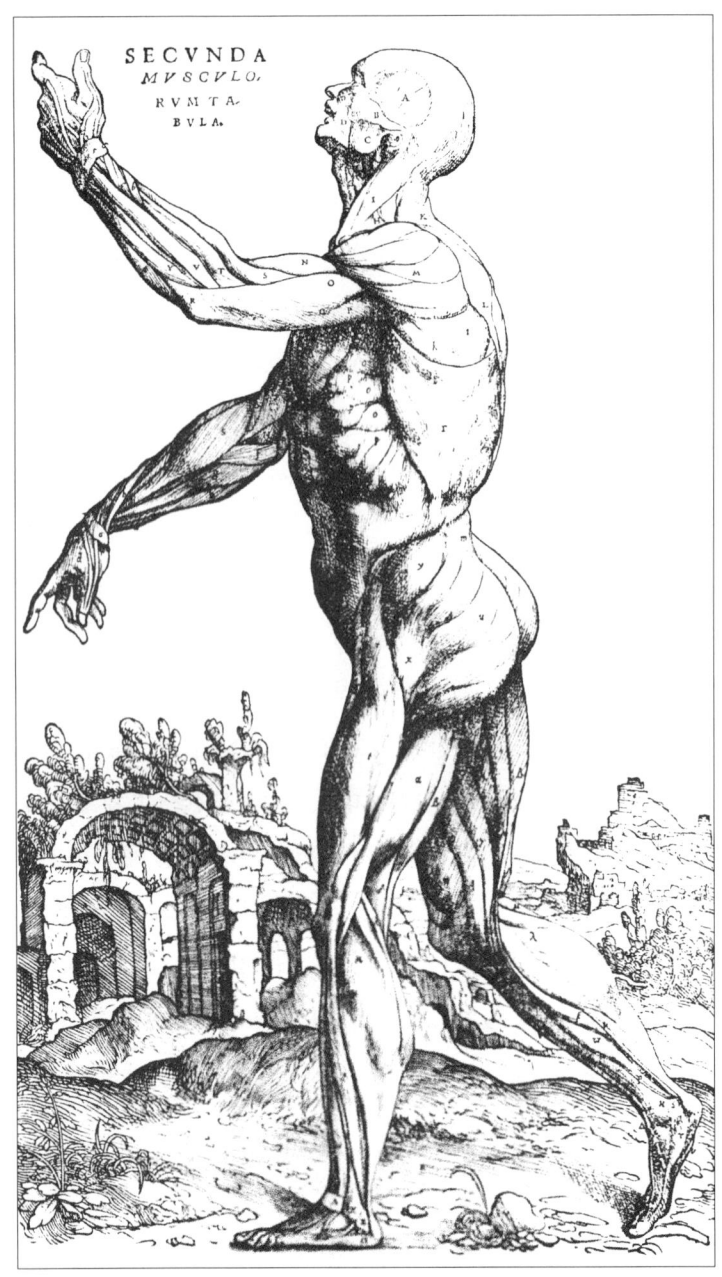

근육과 정맥 해부도 | 베살리우스는 자신이 직접 행한 인체 해부에 근거하여 해부학 책을 펴냈으며, 해부도를 손수 그리기도 했다.

렵까지는 이단적인 행위였다. 당시에 해부를 하는 것이 비천한 신분인 이발사-외과의사의 몫이었다. 결국 베살리우스는 정상적인 규범에서 일탈한 행동을 통해 새로운 의학의 시대를 연 셈이다. 이는 장인적 전통과 (철)학자적 전통이 만나 새로운 패러다임의 학문이 열리는 근대 과학혁명기의 특징이 의학과 해부학에 나타난 현상으로 해석할 수도 있다.

   베살리우스가 해부학을 하루아침에 혼자 힘으로 창조한 것은 아니었다. 비록 학문적인 성취는 거의 없었지만 베살리우스 이전 몇백 년 동안에도 수많은 사체 해부 행위가 있었다. 당시 뛰어난 외과의사였던 베렌가리우스Berengarius(1470~1550)는 100구 이상의 주검을 해부한 뒤 1521년에 인체해부도를 만들어 베살리우스의 해부학 혁명을 예고했다. 죽은 지 200년이 넘어서야 공개되었지만 레오나르도 다 빈치Leonardo da Vinci가 수많은 시체를 해부하여 해부도를 여럿 남긴 것도 베살리우스보다 한 세대쯤 앞선 시기의 일이었다. 다 빈치는 베살리우스 못지않게 많은 인체 해부를 했고, 뛰어난 관찰력과 필치로 현대의학의 눈으로 볼 때도 전혀 손색없는 해부도들을 남겼다. 만약 다 빈치의 인체해부도가 그가 생존했을 때나 죽은 직후에 세상에 알려졌다면 우리는 베살리우스가 아니라 다 빈치를 인체해부학의 시조로 기억하고 있을지 모른다.

●●●● Special Tip

베살리우스의 해부학 책에 대하여

　베살리우스의 『인체의 구조에 관하여』는 의학과 과학의 역사에서 가장 중요한 책 가운데 하나로 꼽힌다. 신성로마제국의 황제 칼Karl 5세에 대한 긴 헌정의 글로 시작하는 이 책은 한 권으로 제본되어 있지만 내용은 일곱 부분으로 나뉘어서 각 부분마다 제1권, 제2권 등의 표제가 붙어 있다. 제1권은 골격, 제2권은 근육, 제3권은 혈관, 제4권은 신경계, 제5권은 생식기계를 포함한 뱃속 장기, 제6권은 심장과 폐, 제7권은 뇌에 대한 내용을 담고 있다.

　이 책의 표지 그림은 16세기 목판화 가운데 가장 뛰어난 작품으로 꼽힌다. 표지 한복판에는 해부하는 모습이 그려져 있다. 해부대 위에는 덩치가 상당히 큰 여인이 누워 있으며, 화려한 옷으로 차려입은 베살리우스가 청중들에게 이 거녀巨女의 내장을 가리키고 있다. 해부 집도는 대단히 번거롭고 손이 많이 가는 작업이므로 해부를 할 때 베살리우스가 장식이 많이 달린 고급 옷을 입었을 것 같지는 않다. 따라서 이 그림은 사실적이라기보다는 상징적이고 장식적인 것으로 여겨진다. 해부대 위에는 수술용 메스, 면도칼, 펜, 잉크, 불 켜진 촛불, 그리고 종잇조각이 놓여 있으며, 해부대 발치에서는 이발사 둘이 쭈그려 앉아 메스의 날을 갈고 있다. 베살리우스의 해부학 혁명이 일어나기 전이었다면 이 이발사들이 해부 집도를 하고 있었을 것이고, 베살리우스 교수는 멀리 떨어진 높은 교단에 앉아 해부학 책을 큰 소리로 낭독하고 있었

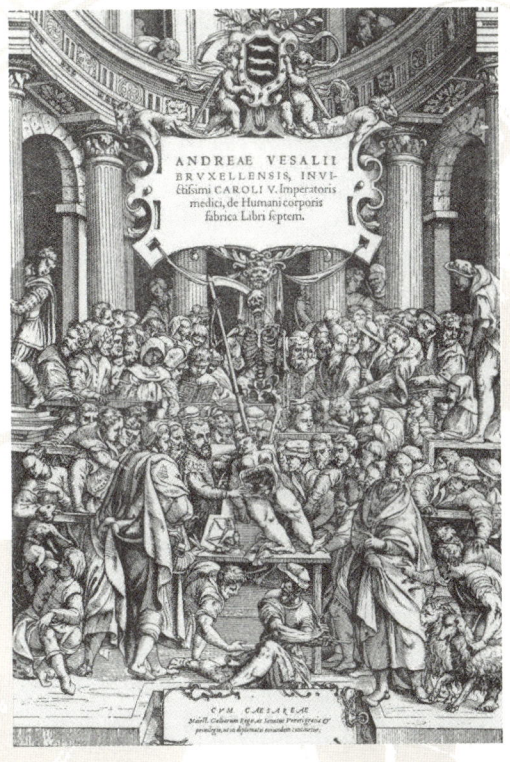

해부하는 모습이 그려진 책 표지 | 해부대 위에는 덩치 큰 여인이 누워 있고, 화려한 옷을 입은 베살리우스가 그 옆에 서 있다. 해부대 밑에서는 이발사 둘이 쭈그려 앉아 메스의 날을 갈고 있다.

을 것이다. 따라서 그림 속 이발사들의 모습은 새로운 해부학 교육 방식, 다시 말해 해부학 교수가 자신의 손으로 직접 해부를 하게 됨으로써 이발사-외과의사의 역할이 줄어드는 변화가 일어났음을 보여준다.

표지의 맨 윗부분에는 라틴어로, "안드레아스 베살리우스, 브뤼셀 출신, 파도바대학 의학부 교수, 인체의 구조에 관한 일곱 권의 책"이라는 문구가 적혀 있다. 표지의 맨 아래 부분에는 오늘날의 저작권 표시에 상응하는 내용의 문구가 세 줄 인쇄되어 있는데, 이 책이 신성로마제국, 프랑스 왕, 그리고 베네치아 상원이 인정한 권리를 가지고 출판되었다는 사실을 명기하고 있다. 이는 저자의 허락 없이 불법 복사하는 행위로부터 베살리우스의 작품을 보호하기 위한 것이다.

현대의 저작권법은 주로 무단 전재와 표절로 발생하는 경제적인 손실에서 저자와 출판인들을 보호하기 위해 제정·집행되고 있다. 그러나 베살리우스는 이와는 다른 지점, 즉 불법 복제업자들이 싼 값으로 책을 펴내서 자기 책의 본문과 그림들을 망치지 않을까 하는 점을 더 걱정했다. 그는 학생들이 싸구려 복제판을 사서 공부할 경우 돈을 절약하기는커녕 엉터리 지식을 얻어 결과적으로 더 큰 손해를 보게 될 것을 두려워했다. 베살리우스의 우려는 그대로 적중했다. 책이 출간된 뒤로 몇 해 동안 여러 가지 불법 복제판이 나돌았는데, 특히 해부도의 사이즈가 매우 축소된 데다 조잡하기까지 했다. 베살리우스는 언젠가 해부 그림은 아무리 커도 지나치지 않다고 말했는데, 이는 해부도를 원래 크기보다 조금만 축소하더라도 그 내용을 제대로 알아보기 어려웠기 때문이다.

속표지에는 작업 중인 베살리우스의 모습이 그려져 있다. 이 그림의 주인공이 정말 베살리우스인가에 대해 논란이 약간 있지만, 어쨌든 그것이 유일하게 남아 있는 젊은 베살리우스의 초상이라고 생각된다. 그림에 묘사되어 있는 베살리우스는 확신에 찬 젊은이로 눈매가 날카롭고 수염은 근사하게 잘 다듬어져 있다. 여기에서 베살리우스는 어느 덩치 큰 여인의 팔을 해부하고 있는데, 이 여인은 표지에 등장한 거녀와 동일 인물인 듯하다. 베살리우스의 오른손 근처 탁자 모서리에는 1542년이라는 연대와 그림 속 주인공이 스물여덟 살이라는 내용이 새겨져 있다. 이 그림에 관한 추측 가운데 오랫동안 사람들의 관심을 끌어온 것은 베살리우스 자신이 이 초상화를 그렸을 것이라는 가설이다. 베살리우스는 그림을 꽤나 잘 그렸던 것 같다. 그는 1538년에 출간한 『여섯 해부도』 가운데 세 장을 몸소 그렸으며, 『인체의 구조에 관하여』에 실린 그림도 몇 장 그렸을 것으로 여겨진다.

이 책에서 베살리우스는 고대 의사들은 환자를 치료하는 방법으로 식이요법, 약물요법, 그리고 그가 '손의 사용'이라고 불렀던 것, 이 세 가지를 배웠다고 했는데, 그 세 번째 방법이 바로 '외과surgery'를 뜻한다. 중세 유럽에서는 외과가 이발사-외과의사의 몫이었는데, 그들은 (내과)의사physician보다 교육 수준이 훨씬 낮았다. 베살리우스는 약물요법을 외과술보다 더 고귀한 기술로 여겨서는 안 된다고 주장했다. 르네상스 시대를 살았던 베살리우스는 자신의 주장을 정당화할 권위를 고대 그리스의 음유시인인 호메로스에게서 찾았는데, 호메로스가 의사 포달레리우스Podalerius와 마카온Machaon을 찬양한 것은 이들의 뛰어난 외과 솜씨, 특히 전쟁의 상처를 치료하는 군진 외과기술 때문이지 약을 잘 썼기 때문이 아니라고 주장했다. 그러면서 병은 자연 치유력에 의해 낫는 것으로, 약의 도움이 있을 때보다 없을 때 오히려 더 잘 낫는다고 했다.

몸을 두드려라 병이 답하리라

———— ● 근대 임상의학의 사유방식, 시드넘과 아우엔브루거

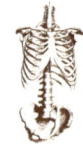

어떻게 과학적 의학으로 바뀌었을까?

우리는 과학의 시대를 살아간다. 우리가 먹고 입고 살아가는 방식은 모두 그 과학의 발달에 힘입은 것이다. 병이 생기면 당연히 현대과학의 총화인 병원에 간다. 병원에서는 우리의 몸을 만져보고 두드려보고 소리를 들어보고 피를 뽑거나 사진을 찍어 몸의 상태를 확인한다. 이 모든 행위는 우리가 앓고 있는 병의 '원인'을 찾아내기 위한 것이다. 그런 다음 수술을 하거나 약을 써서 그 원인을 '제거'한다.

하지만 의학의 역사를 공부하면서 과거 의사들이 했던 진료 행위에 빠져들다 보면, 이와 같은 우리의 일상이 무척 새롭게 느껴진다. 중세 서양의 의사들은 몸속에 있거나 밖으로 분비되는 체액의 상태에서 병의 원인

을 찾았으며, 치료 또한 그 체액의 균형을 맞추어주는 것이라고 여겼다. 진단은 주로 환자의 오줌을 유리병에 담아 눈으로 관찰하고 손에 묻혀 비벼보고 맛을 보거나 하여 몸의 상태를 '추론'하는 것이었으며, 치료는 그러한 추론에 따라 지나치게 많은 체액을 제거하는 것이었다. 엄청난 양의 피를 뽑아내고, 약을 써서 먹은 음식을 토해내게 하며, 이뇨제 또는 하제下劑를 쓰거나 관장을 하여 액체 찌꺼기를 제거하는 것이 일상적인 의료 행위였다.

그렇다면 이와 같은 전근대적 의학이 어떻게 지금과 같은 과학적 의학으로 발전할 수 있었을까? 둘 사이에는 수많은 징검다리가 있었지만, 여기서는 17세기 이후에 마련된 두 가지 계기에 대해서만 살펴보도록 한다. 놀랍게도 그 계기 중 하나는 시대를 거슬러 고대의 히포크라테스에게로 돌아가는 것이었다. 중세와 근대를 이어주는 연결고리는 아이로니컬하게도 고대와의 대화에 있었다. 물론 새롭게 탄생한 히포크라테스는 고대 그리스가 아닌 17세기 영국의 시대정신과 문제의식을 갖고 있었다는 점에서 큰 차이가 있다.

17세기 영국에서 다시 태어난 히포크라테스

'영국의 히포크라테스'로 불리는 시드넘Thomas Sydenham(1624~1689)은 청교도혁명에 가담한 의회군의 장교였으며, 당시의 대철학자 로크John Locke와 화학자 보일Robert Boyle의 절친한 친구였다. 이런 점에

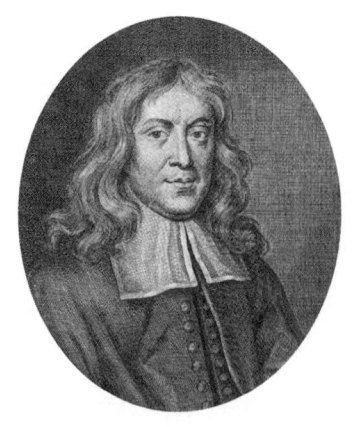

영국의 히포크라테스 시드넘 | 질병 현상에 대한 면밀한 관찰과 경험을 중요시했던 그의 의학은 과학적 임상의학의 출발이었다.

서 그는 다양한 신들을 모시는 신전이 즐비한 거리에서 소피스트들이 격론을 벌이는 고대 그리스의 히포크라테스와는 질적으로 다를 수밖에 없다. 그런데도 우리가 그를 '영국의 히포크라테스'로 부르는 것은 굳어진 이론에 빠지지 않고 질병 현상에 대한 면밀한 관찰과 경험을 의학의 중심에 두었으며, 환경의 중요성을 강조했기 때문이다. 그의 의학은 중세적 도그마와의 단절인 동시에 고대 그리스와의 대화였으며, 과학적 임상의학의 출발이었다.

그렇다고 시드넘이 아무런 생각 없이 관찰과 경험에만 의존했던 것은 아니다. 현대의 과학철학이 말하는 바와 같이 어떠한 관찰도 이론에서 벗어나 독립적일 수는 없다. 시드넘의 의학을 하나의 사상으로 볼 수 있는 근거가 여기에 있다. 그가 경험주의 철학자 로크의 친구였다는 사실이 하나의 열쇠가 된다. 시드넘이 이룬 의학사상의 핵심은, 각각의 질병은 자연 속에서 자신의 삶을 펼쳐나가는 식물이나 동물과 같은 존재라는 것이다. 그의 의학방법론은 이러한 질병의 자연사를 면밀히 관찰하여 완벽하게 기술하는 것이었다. 동식물에 종種의 구분이 있듯이 각각의 질병에는 다른 것과 구분되는 나름대로의 특징, 즉 증상과 경과가 있다.

이러한 사상은 그를 질병분류학nosology으로 이끌었다. 이렇게 시드넘은 질병의 증상과 경과를 자세히 관찰하여 기록으로 남겼으며, 그 기록이 600쪽짜리 여덟 권에 이른다. 그는 정확한 관찰을 통해 증례症例를 기록하고 유사한 증례들을 묶어 유형을 구분한 다음 증례와 증례, 유형과 유형을 비교 검토하여 질병 분류의 체계를 완성해갔다. 각종 영상진단 장비와 이화학적 검사 등을 통해 질병의 자리를 확인하는 과정이 빠져 있다는 점을 제외하면, 이는 오늘날의 질병 분류와 거의 일치한다.

질병이 하는 이야기를 들어라

시드넘의 관찰은 질병의 증상과 경과에만 머물지 않고 기후와 풍토에까지 확장되는데 이것 또한 그가 '영국의 히포크라테스'라 불리는 이유 중 하나이다. 그는 런던에서 몇 년 동안이나 열병의 발병 양상과 기후를 관찰하여 어떤 해 어떤 계절에 어떤 유형의 열병이 발생했으며 당시의 기후는 어떠했는지를 자세히 기록한 다음, 평균 기후와 비교 검토하여 '전염병의 구성epidemic constitution'이라는 학설을 만들어냈다. 질병을 증상과 경과에 따라 분류할 뿐 아니라 그 질병을 일으킨 기후 조건까지 일정한 유형으로 분류해낸 것이다. 질병은 결과뿐 아니라 그 원인마저도 분류의 대상이 된다. 지금의 원인—결과 분석과 다른 점은 그들 사이에 명확한 경계선이 없다는 것이다. 지금은 공기나 물속에 떠다니는 미생물이 전염병의 원인이라 밝혀졌지만, 시드넘은 그 매개체인 공기나 물 등이 가진 속성들의 집합을 원인으로 보았다.

이렇듯 시드넘은 질병으로 하여금 그리고 기후 조건으로 하여금 스스로 말하도록 한 다음 그것을 관찰하고 기록하고 분류했으며, 이는 근대 임상의학의 탄생에 필요한 굳건한 방법적 토대가 되었다. 지금까지 이어지고 있는 임상의학의 자연주의적 흐름의 본류인 셈이다.

그러나 여기에 만족할 수 없었던 선구적 의학자들은 근대 임상의학의 또 다른 흐름을 준비하고 있었다. 그들에게는 질병이 하는 이야기를 끝까지 들어줄 여유와 아량이 없었다. 그래서 질병을 담고 있는 몸에게 직접 물어보기로 작정한다. 하지만 어떻게 몸을 심문한단 말인가? 당시에는 살아 있는 몸과 소통할 수 있는 언어가 없었다. 18세기에 이르면 질병으로 사망한 사람의 몸을 열어봄으로써 그 사람이 살아 있을 때 앓던 병의 자리와 그 원인을 찾을 수 있게 되지만, 살아 있는 사람의 몸을 무턱대고 열어볼 수는 없는 노릇이었다.

살아 있는 몸과 소통하는 언어

그래서 살아 있는 몸과 소통할 수 있는 언어가 발명되는데, 그것은 몸을 살짝 두드려 소리를 듣는, 너무나도 간단한 것이었다. 오늘날에는 너무도 당연히 여겨지는 '타진법'은 이렇게 발명되었다. 하지만 거의 모든 선구자들이 그렇듯이 이 방법을 처음 사용한 아우엔브루거 Leopold Auenbrugger(1722~1809)에 주목한 사람은 거의 없었다. 이 방법은 그가 세상을 떠날 때쯤 나폴레옹의 주치의였던 코르비자르 Jean Nicolas

Corvisart(1755~1821)에 의해 본격적으로 임상에 도입되지만 약 반세기 동안 망각의 늪을 벗어나지 못했다.

이 반세기를 근대 임상의학의 또 다른 흐름이 나타나는 시기라고 보면 되는데, 이때의 무대는 런던이 아닌 파리였다. 그것도 개업의의 진료소가 아닌 많은 환자들이 모여 있는 병원에서였다. 파리의 병원에서는 수많은 사람들이 죽어나갔고, 의사들은 그 죽은 자의 몸을 열어 질병의 자리를 찾아내고 원인을 규명해 나갔다. 죽은 몸을 열어젖히자 살아 있는 몸에게 도 뭔가 물어볼 수 있겠다는 생각을 하게 되었는데, 이것이 타진법을 재발견하는 사상적 토양이 되었다. 이는 너무나도 간단한 진단법과 치료법 일지라도 그것이 뿌리내리기 위해서는 오랜 사상적 단련 기간이 필요하다는 것을 보여주는 하나의 사례이다.

이러한 생각의 전환으로 인해 이제 의사들은 몸을 만지고 두드리고 소리를 듣는 등의 임상의학적 방법을 일상으로 받아들일 수 있게 되었다. 이후 라에네크Laënnec(1781~1826)에 의해 아주 간단한 원리의 '청진기'가 발명되었고, 개선을 거듭한 끝에 오늘날과 같은 청진기로 발전해 임상의사를 나타내는 상징물이 되기에 이른다. 이후 현대의학은 방사선이나 내시경 같은 수많은 관찰 도구를 발명하여 사용하고 있지만, 그 출발은 이런 간단한 발상의 전환에서 비롯되었다.

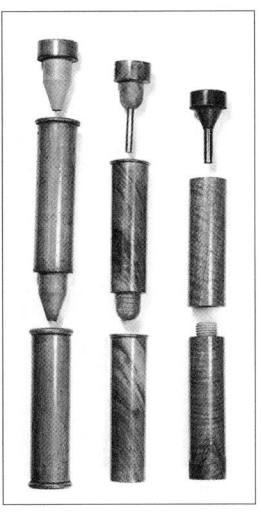

초기의 청진기 | 라에네크에 의해 아주 간단한 원리의 청진기가 처음 발명되었다.

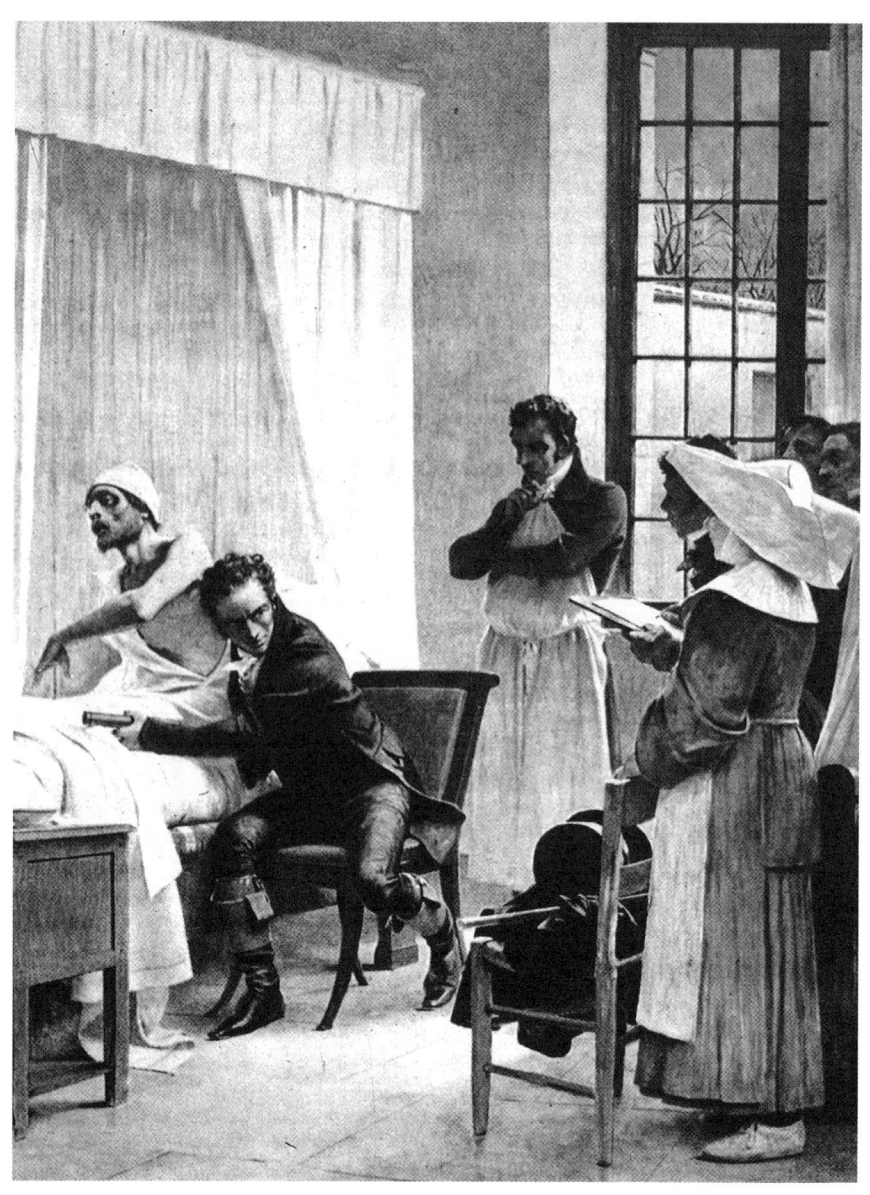

청진기로 환자를 살피는 라에네크 | 아우엔브루거의 타진법 발명 이후 등장한 청진기는 개선을 거듭한 끝에 오늘날과 같은 청진기로 발전해 임상의사를 나타내는 상징물이 되었다.

이렇게 해서 면밀한 관찰과 분류를 위주로 하면서 '질병'과 대화하는 자연주의적 흐름과, 질병의 담지체인 몸에 대한 탐색과 개입을 위주로 하면서 '몸'과 대화하는 현대 임상의학의 두 흐름이 완성된다. 시드넘과 아우엔브루거는 그 두 흐름의 원류라 할 수 있다.

시드넘을 다시 주목하는 이유

중세 시기에도 이와 같은 사고방식이 없지는 않았지만 그때는 질병을 주로 신의 처벌로 인식하거나 체액의 불균형이라는 조악한 자연주의적 학설로 설명했다. 따라서 중세에서 근대에 이르는 의학사상의 변화는 대화의 상대를 신이라는 초월적 존재에서 질병과 몸이라는 자연적 대상으로 바꾸는 과정이었다고 할 수 있다. 같은 자연주의적 흐름에 속하더라도 대화의 상대가 질병 자체일 때와 그 질병을 담고 있는 몸일 때의 의학은 근본적으로 다르다.

오늘날 현대의학에 대한 비판은 대부분 그것이 대화 상대를 객체적 몸에만 국한시켜 질병과 그 질병을 앓고 있는 사람에게는 무관심하다는 데 집중되어 있다. 다시 말하면 근대의학의 두 흐름 중에서 시드넘의 자연주의적 전통이 무시되고 아우엔브루거에서 시작된 몸에 대한 탐색과 개입을 위주로 하는 기계적 전통만이 강조되고 있다는 것이다. 몸을 두드려보고 소리를 듣기 위해 초보적 기구를 사용하게 된 아주 보잘것없는 변화가 결국은 의학의 방향을 크게 바꾸는 계기가 된 셈이다.

우리가 300여 년 전에 죽은 시드넘을 또다시 주목하는 것은 아우엔브루거에서 시작된 전통에 고마움을 표하면서도, 질병을 앓는 인간에 대한 봉사라는 의학의 본질적 사명과 자연—질병—인간—몸 사이에 존재하는 관계와 맥락을 잃지 않기 위해서이다. 이렇게 역사는 현실에 봉사한다.

●●●● **Special Tip**

의술은 실천과 경험을 통해서만 배울 수 있다

■

특정한 개개인은 타고난 기질이 다르고 치료에 대해 다른 반응을 보이기도 하지만, 특정 질병을 만들어내는 자연은 언제나 일정하다. 따라서 같은 질병이 다른 사람에게 나타날 때 그 증상은 대개 같다. 소크라테스가 앓는 병에서 나타나는 현상과 바보가 앓는 병에서 나타나는 현상이 다르지 않다. 이는 어떤 식물에 나타나는 보편적 성격이 그 종에 속하는 모든 개체에 똑같이 적용되는 것과 같다. 누구라 하더라도 제비꽃 한 포기의 빛깔·맛·냄새·형태 등을 정확히 기술한다면, 그 기술은 지구상에 존재하는 모든 제비꽃 개체에 적용된다.

시드넘, 『급성병의 역사와 치료에 관한 의학적 고찰』(1848)

질병의 흐름을 기술하는 사람은 그다지 흥미롭지 않더라도 질병의 독특한 현상들을 놓치지 말아야 한다. 그것은 마치 초상화를 그리는 화가가 자연현상의 조그만 부분까지도 놓치지 않은 채, 모델의 섬세한 특징들을 표현하는 것과 같다.

식물이나 동물을 구분하듯이 질병에 자리매김을 하는 것도 마찬가지다. 인간의 경우 하나의 질병이 발생하고 그것이 사라져가는 과정은, 식물이나 동물이 성장하고 쇠퇴하다가 죽어가는 과정과 별반 다를 것이 없다. 열이 나다가 오한이 들고, 다시 열이 나기 시작하는 과정의 주기적인 성격과 그 간격을 추적하려는 사람이, 식물이 성장하여 꽃을 피우고 얼마 되지 않아 시들어가는 과정으로 질병을 파악하려는 것이, 하등 어색할 것이 없는 것이다.

미셸 푸코 지음·홍성민 옮김, 『임상의학의 탄생 Naissance de la clinique』(2006)

하지만 해부학과 식물학만으로는 아무것도 하지 못한다. 나이 든 정원사와 솜씨 좋은 푸줏간 주인은 식물학과 해부학에 대해 많이 알고 있지만 질병을 알지는 못한다. 질병을 배우려면 환자의 침상으로 가야만 한다. 의술은 실천과 경험을 통해서만 배울 수 있다.

시드넘, 『의학의 기술』(1669)

경험만이 유일한 지침이다. 경험은 올바른 이성의 지침에 따르는 관찰을 통해 얻을 수 있다. 사색의 결과가 아닌 상식의 제안을 따라야 한다. …… 질병의 역사를 기록할 때 모든 철학적 가정은 버려야 한다. 그런 다음 질병의 명확한 자연현상에 주목해야 한다. 그 현상들을 정확하고 세밀하게 기록해야 한다. 마치 초상화가가 아주 작은 점이나 부스럼도 놓치지 않는 것과 같다. …… 급성병은 신에 의해 주어진 것이고, 만성병은 환자 자신의 탓이다.

시드넘, 『의학적 관찰』(1676)

수술칼을 든 이발사, 히포크라테스를 넘다

──────── ● 외과의 근대화, 파레와 헌터

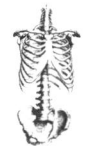

종군의사로 명성을 얻은 파레

근대 초까지도 외과의사들은 대개 이발사를 겸해서 '이발사-외과의사'로 불렸으며 그 지위 또한 미천했다. 우리나라 전통시대의 대표적인 외과의사인 종기의腫氣醫도 서양과 마찬가지로 신분이 매우 낮았다. 이렇듯 오늘날과는 달리 '별 볼일 없는' 분야였던 외과는 르네상스 무렵부터 본격적으로 발전하기 시작했고, 그에 따라 외과의사의 위신도 점차 높아졌다. 자신들의 사회적 위상을 높이려는 외과의사들의 적극적인 노력도 외과의 발전에 한몫했다. 그리고 이때 부흥하기 시작한 인체해부학도 외과술의 발달에 어느 정도 도움을 주었다.

당시까지는 내과든 외과든 고대부터 전해진 문헌이나 경험에 주로 의

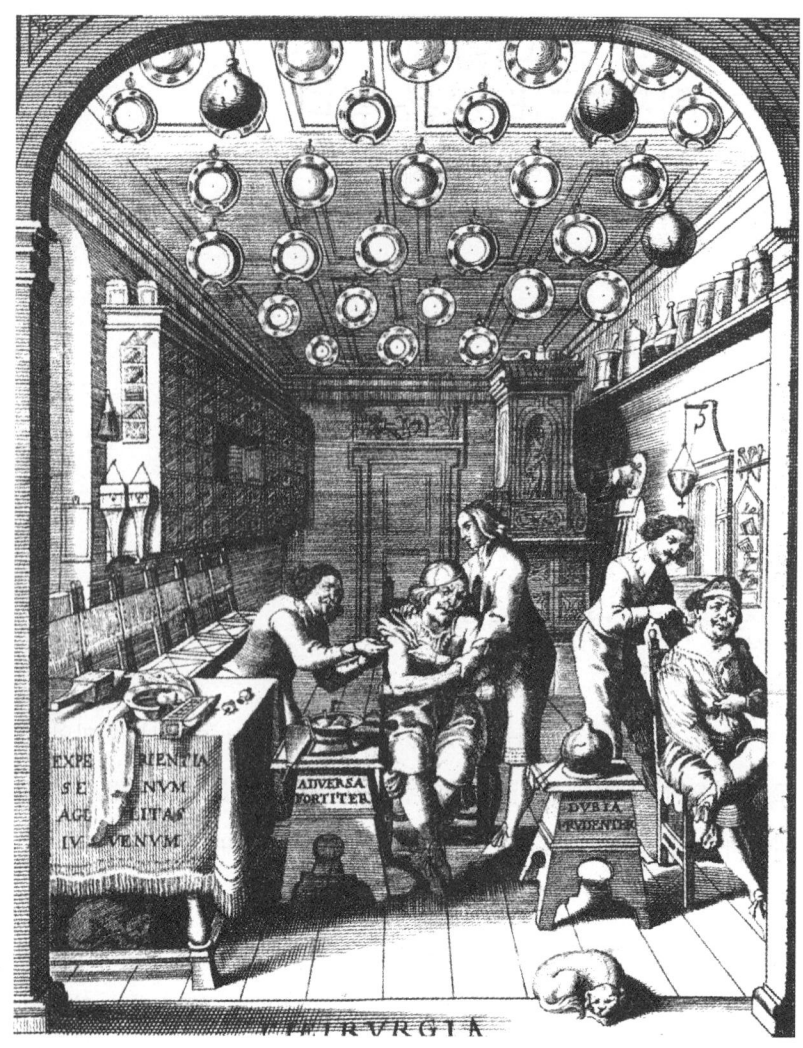

17세기의 이발사-외과의사 | 근대 초까지도 외과의사들은 대개 이발사를 겸해서 '이발사-외과의사'로 불렸으며 그 지위도 미천했다. 한쪽에선 머리를 깎고 또 다른 쪽에선 환자의 팔을 치료하고 있는 장면이다.

존했다. 그런데 새로운 질병이 생겨나는 등 기존 의학 지식과 기술로는 해결할 수 없는 문제가 발생했는데 그런 경향은 외과 영역에서 더욱 뚜렷했다. 이런 시대적 배경에서 뛰어난 외과의사들이 많이 배출됐는데 그 가운데서도 오늘날까지 근대외과학의 어버이로 추앙받는 사람이 바로 파레Ambroise Paré(1510~1590)이다.

프랑스 시골마을에서 이발사-외과의사의 아들로 태어난 파레는 고향에서 외과 수련을 받았다. 당시는 말할 것도 없고 18세기 말까지도 오늘날과는 달리 내과의사와 외과의사를 교육하는 기관이 전혀 달랐다. 내과의사는 대학 의학부에서 양성했고, 외과의사는 대학 바깥의 외과학교에서 훈련을 받았다. 파레는 외과학교를 마친 뒤 파리의 오텔디외병원에서 외상 치료를 담당하다 1537년 군의관이 되어 20년 가까이 전쟁터에서 살았는데, 그때부터 명성을 날리기 시작했다.

파레가 살던 당시에는 크고 작은 전쟁이 끊이지 않았는데, 특히 총과 대포 등 새로운 무기가 전투에 사용되어 총상 환자가 많이 발생했다. 그 덕분에 파레는 종군의사로서 외과에 대한 실습과 연구를 많이 할 수 있었다. 당시 총상 환자에게는 끓는 기름으로 환부를 지지는 치료법인 소작법燒灼法을 썼다. 다 비고Giovanni da Vigo(1460~1525)는 『외과술의 실례』라는 책에서 "총상에는 독이 있기 때문에 불로 치료해야 한다"라는 유사 히포크라테스적 가르침에 따라 우선 환부를 끓는 기름으로 지져야 한다고 주장했는데, 당시에는 이 주장이 널리 받아들여졌다. 그러나 소작법은 치료 뒤에 환부가 퉁퉁 부어오르는 경우가 많았고 통증도 심했으며 종종 대단히 위험한 결과를 초래하기도 했다.

어느 날 총상 환자를 치료하던 중 기름이 바닥나자 파레는 할 수 없이 새로운 방법을 사용했다. 그는 뒷날 당시의 일에 대해 『화기火氣에 의해 생긴 상처의 치료법』에서 다음과 같이 기술했다. 그는 당대의 학문 언어인 라틴어를 몰랐으므로 프랑스어로 썼다.

"어느 날 밤 많은 부상병을 치료하다 보니 끓는 기름이 다 떨어졌다. 할 수 없이 나는 총상 부위에 연고를 발라 상처를 씻고는 붕대로 감아놓았다. 그러고는 그날 밤 쉬이 잠을 이룰 수 없었다. 끓는 기름으로 상처를 지지지 않아서 부상병들이 죽거나 독으로 오염되지 않을까 걱정이 됐기 때문이다. 다음 날 새벽 일찍 환자들을 돌아보니 내 걱정과는 전혀 달리 그들은 별로 통증을 호소하지도 않았고 상처도 거의 부어오르지 않았다. 보통 때와 같이 끓는 기름으로 치료한 환자들은 열이 심했고 통증도 대단했으며 상처 부위도 많이 부어올라 있었다. 그때 나는 총상 환자에게 다시는 소작법을 쓰지 않기로 결심했다."

신분의 벽을 뛰어넘어

파레의 명성이 점차 높아짐에 따라 이 이야기가 유명해지고 신뢰를 얻어 총상 치료에 더 이상 끓는 기름을 쓰지 않게 되었다. 파레는 자신의 경험을 종합해 파리대학 교수인 실비우스의 도움으로 1545년에 총상에 관한 책을 출간했다. 또한 중세시대 이래 지혈 방법으로 써오던 소작법

대신 고대의 결찰법結紮法(잡아매기)을 부활시켰다. 그 밖에 인조 팔다리와 인조 코를 고안했으며, 새로운 외과기구와 기재를 개발하기도 했다. 파레는 1561년 외과 역사상의 명저인 『보편 외과학』을 펴내 그동안의 진료 경험과 연구 결과들을 종합했다.

1554년 앙리 2세는 낮은 학벌과 신분에도 불구하고 파레

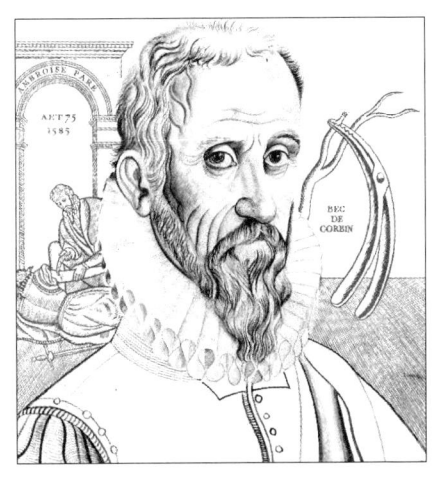

근대외과학의 어버이로 추앙받는 파레 | 이발사-외과의사의 아들로 태어난 그는 종군의사로 명성을 쌓았으며, 새로운 외과기구와 기재를 다수 개발했다.

를 왕실 외과장에 임명했다. 그 뒤 성 코스메의학교의 콧대 높은 교수진도 파레를 교수로 임명했다. 르네상스 시대에 대학 문턱에도 가보지 못한 비천한 이발사-외과의사가 사회적·학문적으로 높은 지위에 이른 것은 쉽지 않은 일이었다. 꾸준한 노력, 연구심, 강인한 성격, 천부적 재능 등이 파레로 하여금 신분의 벽을 뛰어넘도록 했다. 파레 역시 다른 선구자들과 마찬가지로 전통적인 견해에 맹종하지 않고 자신의 경험과 관찰에 의존함으로써 새로운 치료법을 발견할 수 있었다.

우리는 파레의 다음과 같은 말에서 그의 됨됨이를 능히 짐작할 수 있을 뿐 아니라 성실하고 겸손한 의사의 바람직한 자세를 배우게 된다. "나는 환자들에게 붕대를 감아주었을 뿐, 치료는 신의 몫이다." 이것은 "드넓은 바다 앞에서 조약돌 한 개를 손에 쥔 소년일 뿐"이라는 뉴턴의 말

함께, 존재하지도 않는 복제배아 줄기세포로 온갖 난치병 환자를 치료하겠다는 사기극이 횡행하는 오늘날, 과학과 의학을 공부하려는 젊은이들에게 가장 먼저 들려주고 싶은 말이다.

외과에 과학적 요소를 체계적으로 도입한 헌터

외과의 근대화 과정에서 결코 빠뜨릴 수 없는 또 한 사람이 헌터John Hunter(1728~1793)이다. 종두법의 발견자인 제너의 스승이고, 비뇨기과적 문제로 고통받던 저 유명한 벤저민 프랭클린의 주치의이기도 했던 헌터는 외과수술 기법에서도 뛰어났지만, 그가 역사상 가장 위대한 외과의사의 반열에 올라 있는 까닭은 외과에 과학적 요소를 체계적으로 도입했기 때문이다. 어떤 의학사가는 베르나르Claude Bernard(1813~1878)가 19세기에 가장 위대한 실험생리학자이듯이, 헌터는 18세기의 독보적인 실험외과학자라고 예찬한다.

스코틀랜드의 글래스고 출신인 헌터는 1748년 런던으로 옮겨와 해부학 공부에 몰두한다. 밤낮없이 해부에 열중하던 헌터는 타고난 솜씨와 열정적 기질 덕분에 곧 인체 해부에 익숙해져 고향을 떠나온 지 한 해 만에 런던에서 해부실습 강사 자리를 차지한다.

1751년부터 성바톨로뮤병원에서 포트Percivall Pott(1714~1788)의 지도로 외과 수업을 시작한 헌터는 3년 뒤에 성조지병원으로 일자리를 옮겨 그곳에서 25년 동안이나 봉직했다. 헌터는 군 복무로 몇 달 동안 옥

스퍼드에 체류한 것을 제외하고는 생애를 마칠 때까지 런던에 머물렀다. 외과의사로서 명성을 얻은 뒤로는 런던이 그를 놓아주지 않았기 때문이다.

자신의 몸에 성병 환자의 고름을 주입하다

헌터는 정맥류 환자의 동맥 결찰에 성공하는 등 새로운 수술법에 대한 시도와 개발을 계속하는 한편 다양한 종류의 동물실험도 지치지 않고 계속했다. 그는 런던 교외에 있는 자신의 집에 동물원을 차려놓을 정도로 동물실험에 매우 열성적이었다.

헌터가 지금도 칭송받는 것은 외과의사로서 그러한 실험을 꾸준히 시행함으로써 주먹구구식이나 체험에 의존하던 당시의 외과를 과학적 특성을 가진 전문 분야로 발전시키는 데 결정적으로 기여했기 때문이다. 헌터는 일찍이 자료와 그 보관의 중요성에 주목해 해부표본과 생물표본을 많이 모았는데, 그

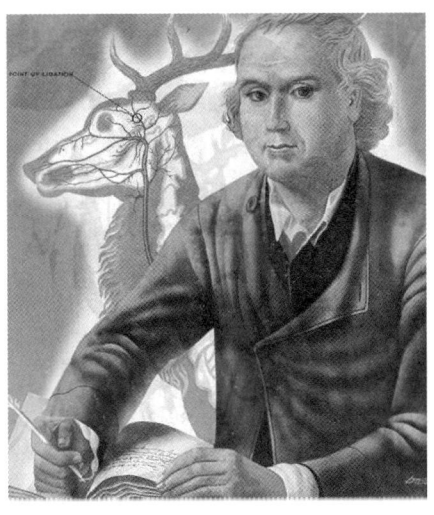

외과에 과학적 요소를 도입한 헌터 | 그는 외과를 과학적 특성을 가진 전문 분야로 발전시키는 데 결정적으로 기여했으며, 자신의 집에 동물원을 만들 정도로 동물실험에 열성적이었다.

것들은 나중에 '영국 왕립외과의사협회 헌터기념박물관'을 세우는 데 토대가 되었다. 최근 우리나라에서 '세기적 연구'라고 떠들썩했던 어느 실험실에 제대로 된 실험노트조차 없다는 사실을 알고 외국의 동료 연구자는 기가 막혀 눈물을 흘렸다지만, 헌터라면 "그건 과학이 아니야"라고 개탄했을 것이다.

헌터는 또한 자신의 몸에 성병 환자의 고름을 주입하는 실험을 하기도 했다.(하지만 그가 조수들에게도 동일한 실험을 했다는 기록은 없다.) 기록된 증세로 미루어 보아 그는 매독과 임질 두 가지에 감염됐던 것 같다. 그는 자신의 몸에 생긴 증상과 징후들을 자세히 관찰해 기록으로 남겼는데, 병의 경과를 명료하게 보기 위해 당시 유행하던 수은요법이었을 것으로 생각되는 치료를 일부러 늦추기까지 했다. 그 시대에는 매독과 임질을 분간하지 못했는데, 아쉽게도 헌터 또한 위험을 무릅쓴 자가실험을 통해서도 그 두 가지 질병을 구별해내지는 못했다.

당시 손재주가 뛰어난 외과의사들이 많았고 머리·목·가슴·배의 구조에 관한 해부학 지식도 많이 축적됐지만, 외과수술은 여전히 몇 가지 예외를 제외하고는 몸의 표면에 머물러 있었다. 몸속 깊숙이 외과의사의 수술칼이 들어가기 위해서는, 즉 오늘날 우리가 이용하는 진정으로 근대적인 외과가 꽃을 피우기 위해서는, 마취술이 개발되고 감염의 정체가 파악되는 19세기 중·후반까지 기다려야 했다. 새로운 시대를 맞이하기 위한 준비는 많은 사람들에 의해 꾸준히 진행됐는데, 그 가운데서도 헌터의 공은 어느 누구에게도 뒤지지 않는다. 헌터는 다음과 같은 경구로 자신과 타인들을 다독이면서 좀 더 나은 앞날을 대비하고 있었다.

"생각에만 머물지 말지어다. 인내심을 가지고 실제로 행해라. 그리고 더 정확해지도록 부단히 노력하라."

천연두의 완치, 그 출발점은 동양 의학

● 제너와 종두법

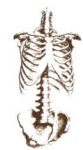

인간이 완전히 정복한 유일한 질병

의학이 눈부시게 발달했지만 질병과의 전쟁에서 인간은 여전히 열세이고 가야 할 길은 아직도 멀다. 그러나 인간이 완전한 정복을 선언한 유일한 질병이 있다. 그것이 바로 천연두이다. 1980년 세계보건기구에서는 천연두의 근절을 공식 선언했다. 인류는 비로소 이 무서운 질병의 공포로부터 벗어난 것이다.

천연두는 오랫동안 모든 인류에게 공포의 대상이었다. 이 질병에 걸리면 건강한 사람이라 하더라도 회복 불가능할 정도로 앓으며 고열·두통·요통·구토에 시달린다. 3, 4일 지나면 붉은 반점이 피부에 나타나기 시작하고 며칠 안에 고름이 가득 찬 농포로 바뀐다. 이 병변은 대부분 얼굴에

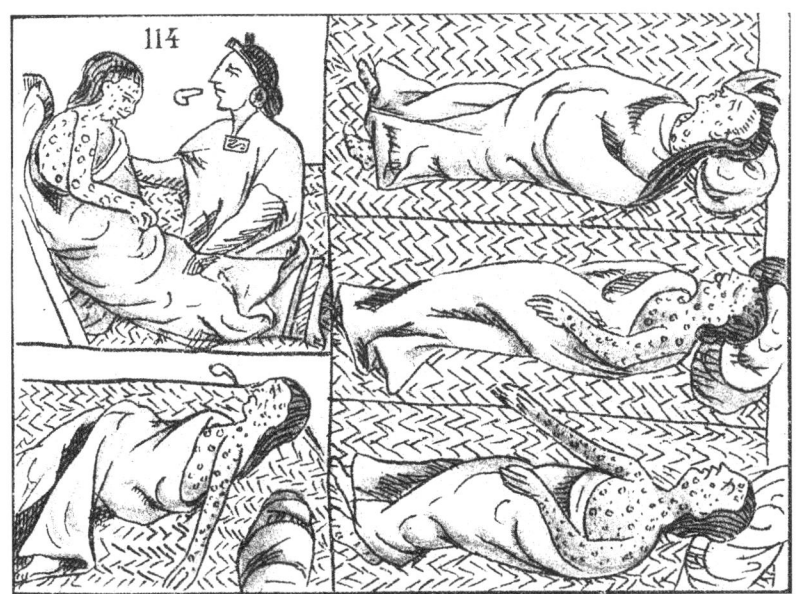

천연두를 앓는 사람들 | 천연두는 오랫동안 모든 인류에게 공포의 대상이었다. 천연두에 걸린 사람의 20~40%가 사망했으며, 살아남은 사람도 얼굴이 얽어 외모가 흉하게 변하거나 눈이 멀기도 했다.

생기지만 눈까지 침범하기도 한다. 환자가 살아남으면 딱지가 형성되었다가 몇 주 안에 떨어지면서 흉터가 남는다. 천연두에 걸린 사람의 20~40%가 사망하며, 살아남은 사람도 얼굴이 얽어 외모가 흉하게 변하고, 눈에 침범한 경우는 눈이 멀기도 한다. 17, 8세기 동안 런던 전체 인구의 3분의 1이 천연두의 흉터를 갖고 있었으며, 눈이 먼 사람의 3분의 2가 천연두 때문이었다. 우리나라에서도 불과 2, 30년 전까지만 해도 천연두로 얼굴이 얽은 사람을 드물지 않게 볼 수 있었다.

많은 전염성 질병이 그렇듯이 천연두도 언제 인류사에 처음 나타났는지 알지 못한다. 그러나 이집트에서 발견된 미라 중에도 얽은 얼굴이 있는 것을 보면 천연두는 이미 오래전부터 인류사에 모습을 드러냈음을 알 수 있다.

인두법, 동양에서 서양으로

의사들은 이 무서운 질병의 치료법을 오랫동안 찾아왔다. 먼저 고대 중국과 인도의 의사들은 한 번 천연두에 걸리면 그 후 다시는 이 병에 걸리지 않는다는 사실을 발견했다. 그래서 그들은 만약 약하게 천연두를 앓게 하면 나중에 심하게 앓는 것을 예방할 수 있으리라는 생각을 하게 되었다. 그들은 천연두에서 살아남은 사람의 딱지를 취해 가루로 만든 다음, 은으로 만든 관을 사용해 이 가루를 한쪽 콧구멍 안으로 불어넣었다. 만약 대상이 남자면 왼쪽 콧구멍으로, 여자면 오른쪽 콧구멍으로 가루를 넣었다. 가루가 6개월이 넘은 것이라 하더라도 이렇게 흡입한 사람은 대개 천연두를 약하게 앓았다.

그런데 이런 예방 조치를 목격한 영국의 상인 조셉 리스터가 왕립협회의 한 회원에게 편지를 써서 이 방법을 영국에서도 실행할 것을 권고했지만 그 회원은 별로 관심을 보이지 않았다.

그러는 사이에 아랍인들은 다른 방법을 개발해냈다. 그것은 건강한 사람의 팔에 칼로 작은 상처를 내고 천연두의 농포에서 얻은 물질을 절개한 부위 안으로 밀어넣는 방법이었다. 이 방법이 바로 인두법人痘法이다.

콘스탄티노플에 살던 터키 의사 티모니Emmanuel Timoni는 이 방법에 큰 매력을 느끼고, 영어로 이 방법을 자세히 설명한 책을 썼다. 그는 이 책을 1715년에 영국에 배포했으나, 이 또한 영국 의사들에게 아무런 반향을 불러일으키지 못했다.

인두법이 서구에 소개되고 널리 사용된 데는 몬테규Montagu 부인의 역할이 컸다. 터키 주재 영국 대사로 근무하던 남편을 따라 터키에 온 그녀는 1717년에 천연두에 걸렸다. 다행히 목숨은 건졌으나 그녀의 아름다운 얼굴은 흉하게 얽고 말았다. 이 사실을 안 터키 의사 티모니는 몬테규 부인에게, 그 해에 태어난 몬테규 부인의 첫딸에게 천연두를 예방하는 방법을 시술할 수 있게 해달라고 설득했다. 몬테규 부인은 동의했고 결과는 성공적이었다. 인두법의 효과를 확인한 몬테규 부인은 이 방법을 널리 알리고 싶었다. 그래서 그녀는 런던의 왕립의사협회 회원 세 명을 초대해 인두를 접종받은 자신의 딸을 보여주었다. 그 딸을 본 회원들은 당시 왕립의사협회 회장에게 인두법을 지지할 것을 주장했다. 대중매체에 대한 감각도 있었던 몬테규 부인은 영국에서 이루어진 첫 번째 인두 시술에 신문기자들을 불러 이 사실을 널리 알리게 했다.

왕립의사협회가 인정했고 언론의 기사도 우호적이었지만, 인두법이 더욱 널리 퍼지는 데는 다음 단계가 필요했다. 몬테규 부인은 영국 웨일스Wales의 캐롤린 공주에게 접근해 자신도 두 자녀에게 인두 접종을 시켰다면서 공주의 자식들에게도 인두법을 시술할 것을 권유했다. 그러나 이 새로운 방법을 아직 신뢰할 수 없었던 공주는 인두법의 안전성에 대해 더욱 확실한 증거를 요구했다. 이에 여섯 명의 죄수와 한 명의 어린 고아에게 실험을 하여 모두 성공적인 결과를 얻자 공주도 안심하고 접종을 허락했다.

천연두 완치의 길을 열다

인두법은 분명 효과가 있었지만 아직 완전하지는 않았다. 인두법으로 접종을 받고도 천연두로 사망하는 경우가 12~13% 정도에 이르렀기 때문이다. 거기에는 일부 외과의사들이 아무 근거도 없이 잘못된 준비 기간을 도입한 탓도 있었다. 이들은 인두 접종을 하기 6주 전에 환자에게서 사혈을 했고, 열량이 낮은 음식을 주었으며, 심하게 설사를 시켰다. 당연히 6주 후에 환자는 마르고 몸이 쇠약해진 상태에서 접종을 받았다. 이처럼 면역력이 떨어진 상태에서 받은 인두 접종은 곧 독이 될 수 있었다. 이런 잘못된 관행은 약 30년 동안이나 지속되었다.

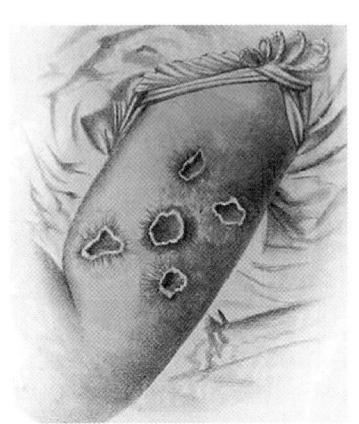

천연두에 걸린 모습 | 천연두에 걸린 뒤 3, 4일이 지나면 붉은 반점이 피부에 나타나고 며칠 안에 고름이 가득 찬 농포로 바뀐다.

제너 Edward Jenner(1749~1823)는 이런 상황에서 등장한다. 제너는 초등교육을 받은 후에 외과의사로 수련을 받았다. 당시 서구에서는 내과의사와 외과의사의 구별이 엄격했다. 대학에서 책을 위주로 교육받는 내과의사와 달리 외과의사는 현장 실습 위주로 교육을 받았다. 또 외과의사는 이발사에서 유래했기에 사회적인 지위도 내과의사에 비해 낮았다. 영국의 경우만 해도 의사협회는 왕립협회였지만 외과의사협회는 그렇지 않았다. 그리고 내과의사는 '닥터'라고 불렸지만 외과의사는 '미스터'라고 불렸다.

제너는 13세에 시골 외과의사 러들러John Ludlow의 견습생이 되어 6년간 수련을 받았다. 이 기간은 제너에게 무척 중요한 시간이었다. 그는 여기서 '우두牛痘'에 대한 이야기를 처음 듣는다. 그는 시골 사람들한테서

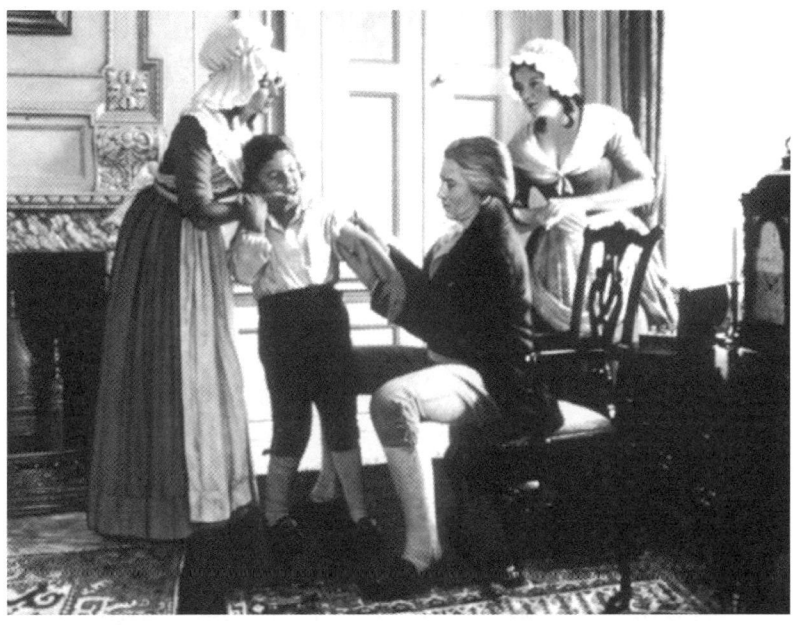

아이에게 접종하는 제너 | 제너는 정상적인 사람을 우두에 걸리게 함으로써 천연두를 예방할 수 있다는 사실을 역사상 처음으로 증명했다.

젖 짜는 사람들 중 손에 우두가 걸린 사람은 나중에도 결코 천연두에 걸리지 않는다는 이야기를 듣는다. 우두는 영국과 서유럽의 소들만 걸리는 질병으로, 젖통과 젖꼭지에 고름집이 생기고 심하면 궤양까지 생기지만 생명에는 별 지장이 없는 가벼운 질병이었다. 이 이야기를 들은 제너는 사람에게 우두균을 접종하면 나중에 천연두에 걸리는 것을 막을 수도 있겠다는 생각을 한다.

이런 그의 생각이 증명된 것은 훨씬 뒤의 일이다. 제너는 1796년에 제임스라는 아이에게 우두균을 먼저 접종하여 앓게 한 다음 천연두균을 접종했다. 제임스는 천연두균에 아무 반응도 나타내지 않았다. 이렇게 제너는 정상적인 사람을 우두에 걸리게 함으로써 천연두를 예방할 수 있다는 사실을 역사상 처음으로 증명했다.

그러나 성공적인 실험에도 불구하고 우두법은 바로 받아들여지지 않았다. 특히 의사들 가운데서 반대하는 사람이 적지 않았다. 어떤 의사는 우두백신을 접종받고 1년 뒤에 얼굴이 소와 같이 변형된 아이가 있었다고 보고하는가 하면, 백신을 접종받은 소녀가 개나 고양이 같은 동물이 걸리는 옴에 걸렸다고 주장하기도 했다. 당시 의사들의 거부는 종 간의 경계를 넘나들며 이루어지는 치료에 대한 인간 중심적인 편견에서 기원한 것이었다.

그런 의미에서 볼 때 제너의 의학은 천연두를 예방하는 안전한 방법을 발견했다는 실제적인 면뿐 아니라, 다른 동물종과의 관계를 고려해 질병의 문제를 바라볼 필요성과 계기를 처음으로 제공했다는 점에서도 의미가 크다. 원숭이들 사이에서 유행하는 가벼운 질병이 사람에게로 와서 치명적인 질병인 에이즈로 돌변한 사실에서도 알 수 있듯이, 이제 질병을 생각할 때는 동물을 포함한 자연계 전체를 고려해야 한다는 사실이 점차 분명해지고 있다.

또 한 가지, 우두법의 역사는 동서양 의학의 구별에 대한 문제도 제기한다. 동서양 의학의 구별을 절대적인 것으로 생각하는 사람도 적지 않지만, 동양에서 유래한 인두법이 서양으로 건너가 사용되다가 우두법 개발의 계기가 되었고, 그렇게 개발된 우두법이 서양의 대표적인 의술로 다시 동양에 수입되었다. 인두법이나 우두법 모두 같은 원리를 사용하는 것이고 보면, 인두법은 동양 의술이고 우두법은 서양 의술이라는 식의 구분은 사실 큰 의미가 없다. 동서양 의학도 실용적인 차원에서 접근하면 불필요하고 소모적인 논의를 줄일 수 있음을 우두법의 역사는 잘 보여준다.

●●●● Special Tip

천연두의 감염으로부터 보호받는 길

　그리하여 이 질병은 말에서 소의 젖꼭지로, 그리고 소에게서 사람에게로 옮겨진다. 다양한 종류의 유해 물질은 체내에 흡수되었을 때 유사한 정도의 효과를 낸다. 그러나 우두가 지극히 특이한 점은 한 번 걸린 사람은 평생 천연두의 감염으로부터 보호받는다는 사실이다. 이런 사람은 천연두 환자의 분비물에 노출되거나 그 물질을 피부에 주입하더라도 이 병에 걸리지 않는다. 이 놀라운 사실을 입증하기 위해 나는 독자들에게 여러 증례를 제시할 것이다.

증례2
　사라 포트락은 27년 전 이웃 농장에서 일하는 동안 우두에 걸렸다. 1792년 자신이 천연두의 감염으로부터 안전하다는 사실을 인식하고 천연두에 걸린 자녀를 간호했는데 병에 걸리지 않았다. 그녀가 감염된 방에 있는 동안 천연두 환자의 분비물을 양팔에 주입했으나 어떤 반응도 없었다.

제너, 「천연두에 대한 예방접종」(1798)

한의학에도 외과수술이 있었다
● 동아시아의 해부학

허준은 스승의 시신을 해부했을까?

 소설 『동의보감』이나 드라마 〈허준〉의 하이라이트는 허준의 스승 유의태가 자신의 시신을 제자의 연구를 위해 내놓는 대목이다. "어떻게 스승의 몸에 칼을 댈 수 있느냐"라며 허준이 망설이자, 삼적대사는 "스승의 숭고한 뜻을 그르칠 셈이냐"라고 다그친다. 이윽고 유의태의 몸에 칼을 댄 허준의 손이 떨리고, 전신에 땀이 송골송골 맺힌다. 인체의 내부를 들여다본 허준은 놀랄 만한 깨달음을 얻고, 그것을 그림으로 옮긴다. 이른바 〈신형장부도身形藏府圖〉가 그것이다.
 그러나 역사적인 진실 여부를 떠나 상식적인 수준에서 생각해봐도 허준의 시체 해부는 완전한 허구이다. 여기서 잠시, 우리가 생물학 실험시

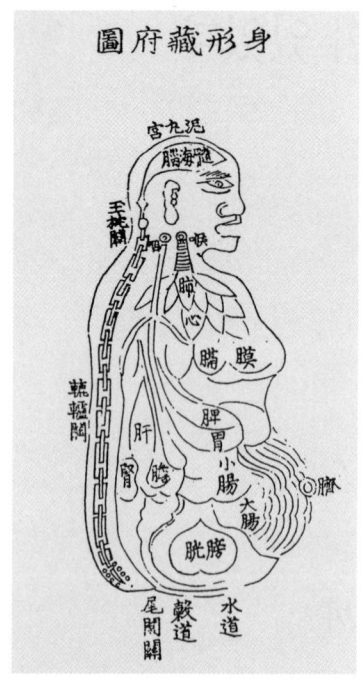

신형장부도 | 인체해부도라고 하기에는 너무나 단순하다. 해부학 없이 신체 내부의 흐름을 정리했다는 것은 전통 의학의 체계가 서양과 달랐다는 것을 의미한다.

간에 현미경을 들여다보던 때를 회상해보자. 세포를 관찰하는 첫 시간에는 현미경 속에 보이는 것이 무엇인지 알 수가 없다. 뿌연 것과 약간 뚜렷한 것과 제법 뚜렷한 것이 '무질서'하게 엉켜 있을 뿐이다. 각각의 물체에 대한 이해는 실습지침서가 있었기 때문에 가능했다. 그런데 이 실습지침서는 어떻게 만들어진 것일까? 이는 선대 과학자들의 무수한 연구를 토대로 작성된 것이다.

해부학도 마찬가지다. 병든 부분과 그렇지 않은 부분, 한 부위와 다른 부위의 연결, 표피 부분과 심층 부위의 연결 따위를 해부학 지침서와 스승의 가르침이 없는 초심자가 한눈에 이해한다는 것은 거의 불가능한 일이다. 따라서 아무리 당대 명의라 할지라도 해부학 지식이 전혀 없는 허준이 시체 한 구를 갈라서 신체 내부의 구조와 그것의 생리학·병리학적 의미를 읽어낸다는 것은 절대로 불가능하다.

서양 의학이 단지 해부를 했기 때문에 현대의학의 해부학, 병리학, 생리학을 일궈낸 것은 아니다. 수많은 시체를 해부하고 실험하고 검증하는 과정을 거쳐서 그런 학문의 기초가 세워진 것이다.

허준의 '시신 해부'는 역사적 사실에도 부합되지 않는다. 그것은 다음 두 가지 이유에서다. 첫째, 그 어떤 사료에도 허준이 시신을 해부했다는 기록이 남아 있지 않다. 둘째, 허준의 한의학은 결코 시체 해부를 필요로 하지 않았다.

한의학의 발전은 시체를 갈라 병이 위치한 곳을 찾아내 그곳을 집중 공략하는 근대 서양 의학과는 완전히 다른 식으로 이루어졌다. 죽은 시체에서 어떤 지식을 끄집어내는 것이 아니라 살아 있는 신체의 운용을 중시했다. 즉 몸 안팎의 균형과 불균형, 각 기관 사이의 유기적 연결에 관심을 둔 것이다. 특히 허준은 생명의 근본이라 할 수 있는 몸 안의 정精, 기氣, 신神의 수양에 각별한 관심을 기울였다.

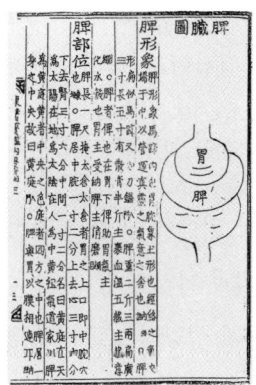 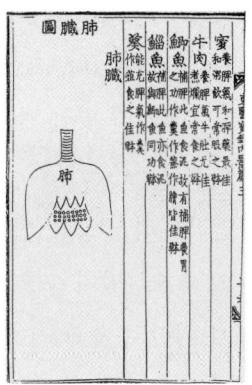 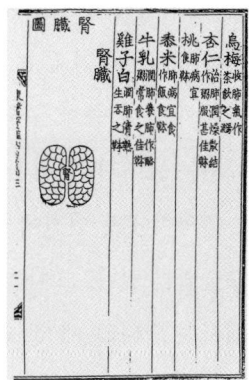

오장도 | 한의학은 살아 있는 신체의 운용을 중시했기 때문에 시체 해부를 필요로 하지 않았다. 그림은 『동의보감』에 실린 〈오장도〉의 일부이다.

한의학에서 이루어진 외과수술

한의학은 해부학에 바탕을 둔 학문은 아니지만 몸에 칼을 대는 전통이 전혀 없었던 것은 아니다. 외과수술이라 할 수 있는 것이 몇몇 분야에서 존재했다. 종기 치료법, 신체 기형 부위 수술법, 자상刺傷(칼 따위의 날카로운 것에 찔린 상처)으로 생긴 상처에 대한 수술법 등이 그것이다.

'발배發背' 또는 '발저發疽'로 불리는 '등에 난 종기'는 전통시대의 불치병 가운데 하나였다. 역사 기록을 보면 신라의 신무왕, 후백제를 세운 견훤, 고려의 예종睿宗과 신종神宗이 이 병으로 죽었다고 한다. 조선시대에는 획기적인 종기 치료법이 있었다. 인조仁祖 때의 의사 백광현白光弦과 그의 문하들은 『치종지남治腫指南』이라는 종기 치료 지침서를 펴냈는데, 여기에는 놀랄 만한 외과수술적 방법이 담겨 있다. 예리한 수술 도구를 써서 종기를 째고 여러 가지 약을 써서 뿌리를 제거하는 등의 방법이 그것이다. 지금의 눈으로 보면 별것 아닌 것 같지만 당시로서는 중국이나 일본에서도 유례가 없는 획기적인 것이었다. 그런데 백광현과 그 문하가 발전시킨 이 종기 수술법은 그들보다 몇십 년 앞선 인물인 허준의 의학에서는 보이지 않았다.

한의학에는 민간에서 '언청이'라 부르는 선천적 장애에 대한 외과적 수술법이 있다. 그 내용을 보면 오늘날의 수술 형식과 거의 똑같다. 중국에서는 당나라 때 한 의사가 이런 수술을 10여 차례 성공적으로 치러냈다고 하며, 청나라의 의학서적에도 이 수술법이 등장한다. 그런데 중국과 달리 조선에서는 언청이 수술에 대한 내용이 거의 알려져 있지 않다.

허준의『동의보감』에도 이에 관한 내용은 없다.

또한 옛날에는 칼이나 창 등 쇠붙이에 찔려 다치는 일이 매우 흔했는데, 그중에서도 내장이 바깥으로 튀어나온 경우가 많았다. 그래서 이런 증상을 해결하는 방법에 대해 한의학에서도 아주 오래전부터 깊은 관심을 보였다. 우리나라에서도 현존하는 최고最古의 의학서적인『향약구급방鄕藥救急方』에 이미 밖으로 튀어나온 내장을 안으로 넣고 봉합하는 방법이 실려 있다. 허준의『동의보감』에는 그보다 훨씬 세련된 방법이 보인다.『동의보감』의 내용을 직접 보자.

"쇠붙이에 상했어도 끊어진 장의 양끝이 다 보일 때는 꿰매는 방법으로 고칠 수 있다. 그 방법은 다음과 같다. 끊어진 장의 양끝이 다 보이면 빨리 바늘과 실로 꿰맨 다음, 닭 벼슬의 피를 발라서 기운이 새지 않게 하고 빨리 뱃속으로 밀어넣어주면 된다."

이처럼 바늘과 실을 써서 꿰매는 방법은 오늘날의 현대의학에서 말하는 봉합술과 크게 다르지 않다.

마지막으로 한의학의 외과수술과 관련해 마불산麻佛散이라는 마취제의 존재와 화타華陀의 전설적인 수술을 빠뜨릴 수 없다. 소설『삼국지』에 나오는 명의名醫 화타는 장을 갈라 몸 내부 장기의 병을 고친 것으로 유명하다. 그때 마취제로 마불산을 사용했다고 하는데, 관련 기록을 소개하면 다음과 같다.

"만약 병이 덩어리가 되어 안에 있는데도 침이나 약이 미치지 못하여 마땅히 수술해야만 하는 사람은, 마불산을 마시고 조금 있으면 바로 취하여 죽은 듯이 알지 못한다. 이때 갈라서 꺼낸다. 병이 만약 장 속에 있으면 장을 꺼내 씻은 뒤 배를 꿰매고 고약을 바른다. 4~5일이 지나면 아프지 않게 된다."

마취제를 사용한 화타의 수술법은 한의학 역사상 가장 본격적인 수술법이었다고 할 수 있으나 그런 전통은 화타 이후 철저히 무시됐다. 오직 위에서 살핀 것처럼 자상으로 인한 상처의 봉합과 신체 장애를 바로잡아주는 수술, 종기 치료술 정도가 존재했을 뿐이다.

살해당한 시체에 대한 분석

전통사회에서는 의학적 이유라 하더라도 시체에 흠집을 내는 것은 금기에 속했다. 이에 대해 두 가지 사례를 들어보자. 첫째는 허준과 동시대 인물인 전유형全有亨에 관한 것이다. 이익의 『성호사설星湖僿說』에는 그가 임진왜란 중 뒹구는 시체를 해부하고 장기를 관찰해 〈오장도五臟圖〉를 그렸다는 이야기가 전한다. 이익은 전유형이 시체를 해부했기 때문에 놀랄 만한 의술을 얻었다는 세간의 풍문과 함께, "시체를 갈랐기 때문에 제명대로 죽지 못했다"라는 비난을 같이 실었다. 또 다른 하나는 개항 직후 신사유람단으로 일본 병원을 견학한 송헌빈宋憲斌의 이야기다. 견학 도중 해부도와 해부용 인형을 보고 나서 그는, "정말로 끔찍하기 짝이 없다.

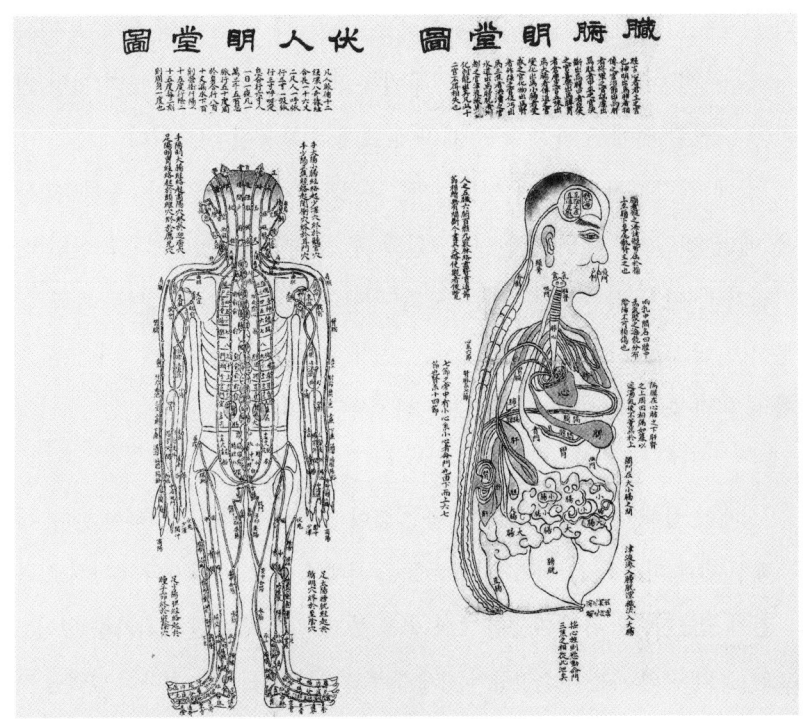

경락도와 장부도 | 전통적인 〈경락도〉(왼쪽)에는 경락과 혈자리를 표시했으나 서양의 해부도처럼 근육을 표시하지는 않았다. 〈장부도〉(오른쪽)에는 몸 안 오장과 육부의 위치를 표시하기는 했지만 서양의 해부도처럼 사실적인 묘사에는 관심을 두지 않았다. 한양대학교 박물관 소장.

이는 인술을 하는 자가 할 짓이 아니다. 고약하고 고약하다"라고 서양의 해부술을 비난했다.

　이렇듯 조선시대에는 인위적인 시체 해부를 좋게 보지 않았다. 그러나 살해당한 시체의 검시에는 매우 철저하여 시체에 난 상처의 흔적을 분석해 살해 방법과 동기를 추정해내는 '과학'을 발달시켰다. 『무원록無冤錄』의 전통이 그것이다. 이때 '무원'은 살인자를 밝혀내 억울함이 없도록 한다는 뜻이다. 세종 때의 『신주무원록新註無寃錄』과 영조 때의 『증수무원록增修無寃錄』이 이 전통을 대표한다. 『무원록』의 법의학 지식은 근대 서양 의학이 도입된 뒤에도 한참 동안 재판에 그대로 활용될 정도였다.

"칼에 찔렸는가, 도끼에 찍혔는가? 목매달아 죽은 것인가, 죽인 후 목을 매단 것인가? 토막 살인인가, 살해 후 토막을 낸 것인가? 독살인가, 아닌가?" 이처럼 『무원록』에는 모든 유형의 살해 방법에 대한 '과학적' 분석이 담겨 있다. 그것의 과학성은 초기 분석부터 시작한다. 다음은 상처의 흔적을 왜곡 없이 드러나도록 한 좋은 예이다.

"시체를 정확히 관찰하려면 시체를 깨끗이 씻어서 상처를 검사해야 한다. 정해진 법에 따라서 술 찌꺼기, 초醋 등을 시체에 붓고, 사망자의 옷가지로 완전히 덮는다. 그 위에 따뜻한 초와 술을 붓고, 깔자리로 한 시각가량 덮어두면, 초와 술의 기운이 스며들어 시체가 부드러워진다. 이를 기다려 덮었던 것을 벗기고 술 찌꺼기와 초를 물로 씻어낸 다음 검시를 한다. 만일 행인의 말을 따라 술과 초로만 슬쩍 씻으면 상처의 흔적이 나타나지 않는다."

지금과 마찬가지로 조선시대에도 살인사건은 매우 엄중히 다루어졌다. 『신주무원록』이나 『증수무원록』을 편찬했던 동기도 혹시라도 잘못 판정해 억울한 일이 없도록 하기 위해서였다. 실제 살인사건이 벌어지면, 그 지방의 관아에서는 수령이 책임지고 시신을 조사하도록 했고, 그것도 모자라 도道 관찰사가 다시 검사해 확인했다. 이를 각기 초검, 재검이라 한다. 사건이 미묘할 때에는 심지어 3검, 5검까지 하여 억울함이 없도록 노력했다.

  한의학에는 근대 서양 의학의 발달을 이끌었던 해부학의 전통은 없다. 시체를 해부하는 전통이 있기는 했지만, 그것은 병의 특정 위치를 찾아내기 위한 시도였다기보다 오장육부론에 입각한 한의학의 신체관을 잘 이해하기 위한 구실이었다. 물론 종기와 외상 같은 질병을 치료하는 외과학의 전통은 한의학에서도 중요한 부분을 차지했다. 이와 함께 몸에 남아 있는 죽음의 원인을 캐는 법의학도 치밀하면서도 합리적인 성격을 띠며 발전해왔다.

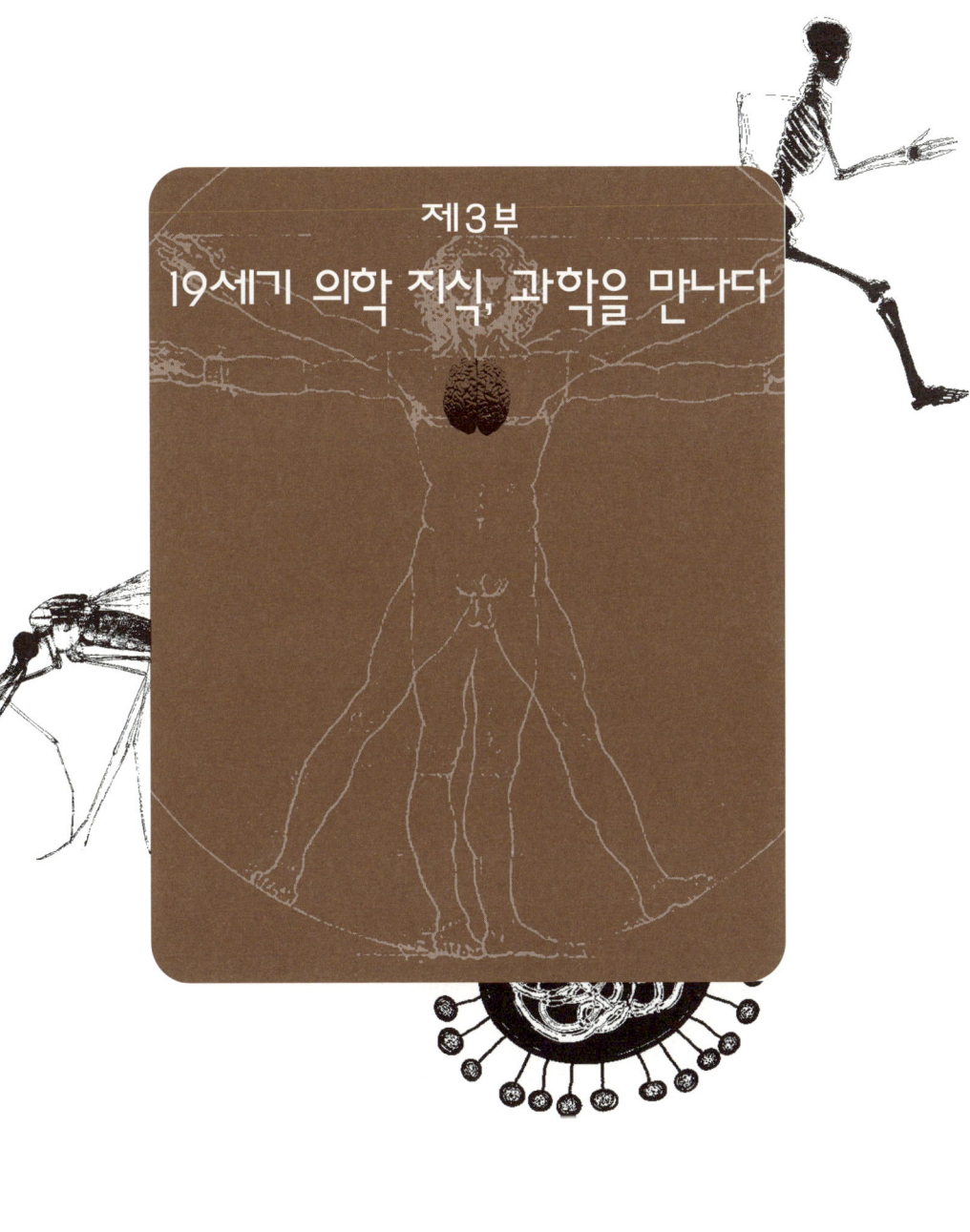

제3부
19세기 의학 지식, 과학을 만나다

진정한 실험의학자는
철학자여야 한다

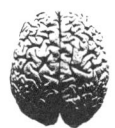

──────── ● 실험의학의 기반을 다진 베르나르

실험의학 방법론의 체계화

오늘날 의학과 생명과학의 가장 중요한 방법 가운데 한 가지인 (생체) 실험은 19세기를 거치면서 확고하게 자리 잡았다. 헬름홀츠Helmholtz, 브뤼케Brücke 등 이른바 '베를린학파'와 프랑스의 마장디François Magendie(1783~1855)도 실험의학의 기반을 다지는 데 많은 기여를 했지만, 가장 중요한 역할을 한 사람은 단연 베르나르Claude Bernard이다.

그렇다고 19세기 이전의 의학이 실험과 전혀 무관했던 것은 아니다. 고대 로마의 갈레노스도 여러 가지 생체실험으로 인체 기능을 규명하려 했고, 17세기의 하비는 지금 기준으로는 매우 조악한 동물실험으로 혈액순환을 입증했다. 또한 18세기의 외과의사 헌터는 동물실험과 인체실험을 꾸준히 시행하여 주먹구구식이고 체험에 의존하는 성격이 농후하던 외과를 과학적 특성을 지닌 전문 분야로 발전시키는 데 기여했다.

하지만 실험을 생명과학과 의학 연구의 중추적인 방법으로 자리 잡게 하고 그 사상적·윤리적 기초를 다진 것은 바로 베르나르였다. 그의 생애와 업적을 통해 그 구체적인 과정을 살펴보자.

사람을 비롯한 모든 생명체는 변화무쌍한 주변 환경에 둘러싸여 끊임없이 그 영향을 받으면서 살아간다. 예를 들어 비교적 온화한 지역에 살고 있는 우리 한국인도 겨울이면 영하 10°C의 추위에 노출되고 여름에는 35°C를 오르내리는 찜통 속에서 살아야 한다. 그런데 이러한 극심한 온도 변화에도 불구하고 우리의 체온은 36.5°C 안팎을 잘 유지한다. 즉 신진대사 등 온갖 중요한 생체 작용이 일어나는 세포는 온도뿐 아니라 거의 모든 측면에서 비교적 일정한 환경에 놓여 있는 것이다. 이렇듯 환경은 우리 몸 바깥의 '외환경'과 몸속의 '내환경'으로 구분할 수 있으며, 외환경의 변화무쌍함에도 불구하고 내환경은 '항상성恒常性'을 유지하고 있다. 베르나르는 현대의학과 생명과학의 핵심 원리이자 개념 가운데 하나인 '내환경의 항상성' 원리를 체계화한 것으로 유명하다.

마장디와의 운명적인 만남

베르나르는 1813년 프랑스 리옹Lyon 근교의 빌프랑슈Villefranche에서 태어나 그곳에서 유소년기를 보냈다. 소년 베르나르는 고향의 한 약국에서 견습생으로 일하면서 문학도의 꿈을 키워나갔다. 그리고 스무 살이 채 안 될 무렵, 베르나르는 극작가가 되기 위해 일생을 바칠 결심을 굳히고 파리로 간다. 자신의 문학적 재능을 확신하고 있던 베르나르는 5막짜리 작품을 들고 당대 문단의 권위자인 지라르댕Saint-Marc Girardin 교수를 찾았으나 그의 반응은 기대와 달리 매우 냉담했다. 실망스럽게도 지라르댕은 베르나르에게 극작가로 성공할 가능성은 전혀 없으니 일찌감치 진로를 바꿔 적성에 맞는 의학을 공부하면 좋을 것이라고 충고했다. 지라르댕은 베르나르에게 인생 초반에 커다란 좌절감을 안겨주었지만, 대신 그의 안목이 의학의 역사에 적지 않은 공헌을 한 셈이다. 뒷날 베르나르의 저작물과 논문들에 대해 많은 사람이 그 내용뿐 아니라 문체와 구성도 뛰어나다고 평가했으니, 지라르댕의 혹평이 지나친 것이었는지도 모른다.

어쨌든 극작가로 대성하려던 어릴 적부터의 꿈이 한순간에 허물어졌지만, 베르나르는 좌절을 딛고 삶 자체에 더욱 충실하게 임했다. 그는 지라르댕의 충고를 가슴에 깊이 새겨 의학을 공부하기로 결심했다. 그리하여 당시 프랑스뿐 아니라 유럽 최고의 명문인 파리대학 의학부에 입학하여 1839년에 의사 자격을 얻었다. 기회는 노력하고 준비하는 사람에게 오는 것이다. 아니, 누구에게든 찾아올 수 있는 기회를 준비하고 노력하는 사람만이 흘려보내지 않고 자신의 것으로 만든다는 표현이 더 적절할 것이다.

대학을 졸업한 베르나르는 파리의 오텔디외병원에 취직했는데, 그곳에서 근대적 실험생리학의 창시자라고 일컬어지는 마장디를 만나 그의 조수가 되었다. 베르나르가 그곳에서 마장디를 만난 것은 가히 운명적이

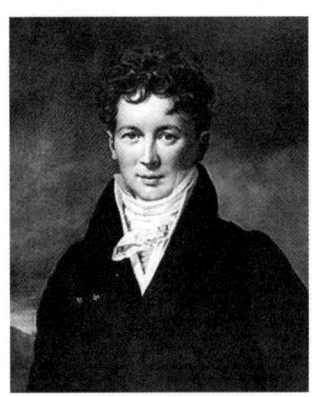

베르나르의 스승 마장디 | 그는 임상의사와 연구자로서의 경력을 두루 거친 19세기 초반의 전형적인 의학자였다.

었다. 베르나르가 생리학에 관심을 가지게 된 데는 당시 의학계의 거목인 라예르 François-Olive Rayer의 역할도 컸지만, 역시 마장디와의 만남이 가장 중요했다.

개개의 지식을 끌어모은다는 의미에서 자신을 과학의 넝마주이라 자처했던 마장디는 자신이 관찰한 사실들을 추측과 가정으로부터 철저하게 분리하려고 노력한, 말 그대로 투철한 실험가였다. '벨-마장디 법칙'으로 유명한 마장디는 척수 뒷뿌리에는 감각신경섬유가 들어 있고 앞뿌리는 운동신경섬유로 이루어졌다는 사실을 최초로 실험적으로 증명한 인물이며, 약물 작용을 실험생리학적으로 연구함으로써 근대적 약리학을 창시한 사람이기도 하다. 또한 그는 임상의사와 연구자로서의 경력을 두루 거친 19세기 초반의 전형적인 의학자였다. 이러한 마장디의 지도를 받으며 베르나르는 실험생리학자로서의 경력과 자질을 키워 나갔다.

베르나르의 학자적 자질과 성품을 높이 평가한 마장디는 당시 '연구 중심 대학'이라고 할 콜레주 드 프랑스의 교수로 취임하자마자 베르나르를 조수로 채용했다. 이곳에서 베르나르는 본격적으로 실험의학자의 생애를 시작했는데, 특히 생체실험에 뛰어났다. 오늘날 생체실험이라 하면 부정적으로 생각하는 경향이 많은데, 그런 만큼 윤리적인 측면이 강조되어야 할 것이다. 놀랍게도 베르나르는 이미 150여 년 전에 "설령 과학과 의학의 발전에 기여하고 다른 사람의 건강과 복지에 도움이 될지라도, 피험자에게 조금이라도 해로움을 줄 수 있는 실험을 해서는 안 된다"라는, 오늘날 한국 사회에서 특히 강조되어야 할 원칙을 세우고 그것에 따라 생체실험을 수행했다.

베르나르는 스승 마장디와 달리 전적으로 실험실에서만 산 사람이었다. 그는 마장디의 연구방법을 더욱 심화시켜 오직 생체실험으로만 밝혀질 수 있는 문제들을 구상하고 그것을 정교한 실험을 통해 입증해냈다.

과학의 출발점은 관찰, 종착점은 실험

베르나르의 가장 뛰어난 업적으로는 간의 여러 기능, 췌장액의 소화작용, 췌장과 당뇨병과의 관계에 대한 규명을 꼽을 수 있다. 그는 또한 신경계가 소동맥의 축소와 확장에 관여한다는 사실을 발견하기도 했다. 특히 1865년에 펴낸 『실험의학 연구방법 서설 Introduction à la médecine expérimentale』은 그 뒤로 더욱 번성하게 될 실험의학의 기반을 닦아놓는 초석이 되었다.

베르나르는 의학은 엄밀한 실험에 의해 뒷받침되어야 한다고 설파했다. 그는 『실험의학 연구방법 서설』의 제1편 「실험적 추론」에서 실험과학 전반의 방법론을 기술했는데, 과학의 출발점은 관찰이고 종착점은 실험이며, 그 결과 발견되는 현상들을 합리적 추론을 통해 인식할 수 있다고 논증했다. 제2편 「생물의 실험」에서는 우선 가설을 세우고 그것을 관찰

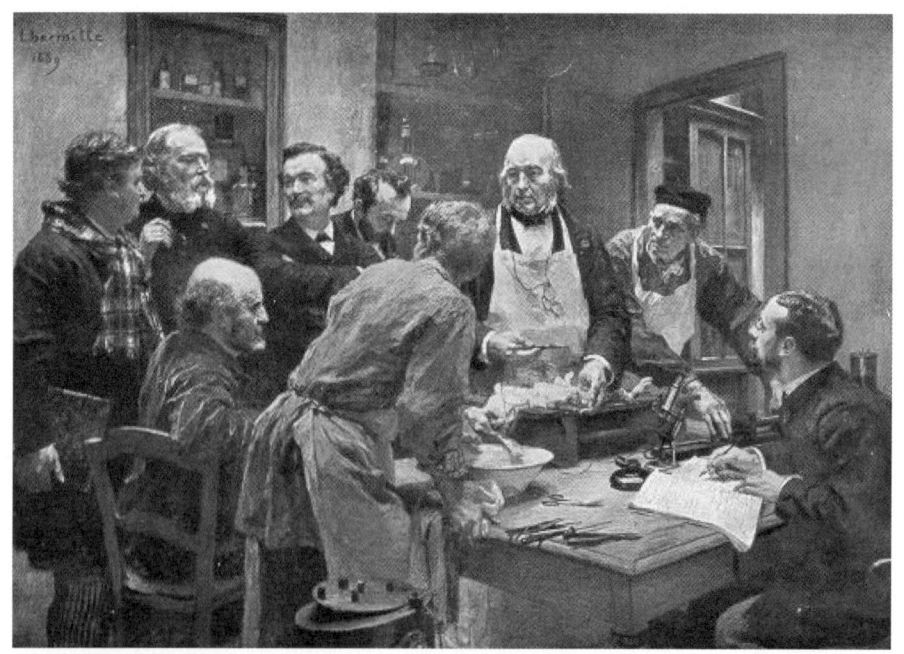

실험실에서 연구하는 베르나르 | 그는 수많은 동물실험과 인체실험을 통해 생리학적 사실들을 많이 밝혀냈으며, 실험의학의 방법론과 철학적·윤리적 원칙을 확립했다. 오른쪽에서 세 번째 인물이 베르나르다.

과 실험을 통해 입증해야 한다고 했다. 이어서 제3편 「생명현상 연구에서 실험적 방법의 활용」에서는 자신의 실험에 대해 구체적으로 기술했다. 그리고 마지막으로 진정한 실험의학자는 철학자여야 한다는 점을 강조했다. 이 책에서 보인 베르나르의 통찰은 의학뿐 아니라 철학·문학 등에도 커다란 영향을 끼쳤는데, 에밀 졸라의 『실험소설론』(1880)이 그 대표적인 예이다. 졸라는 그 책에서 의학과 마찬가지로 소설의 서술 역시 엄밀한 사실과 실험으로 뒷받침되어야 한다고 주장했다. 베르나르는 지라르댕 덕분에 작가의 꿈은 접었지만, 의학 연구와 저술을 통해 젊은 날의 소망을 간접적으로나마 실현한 셈이었다.

베르나르는 "설명 체계란 자연에 존재하지 않는다. 다만 인간의 마음속에 있을 뿐이다"라고 말하며 상상력과 추론의 가치를 높이 평가했다. 하지만 "코트를 벗을 때 상상도 던져버려라. 그리고 실험실로 들어가라"라는 말을 남긴 데서 알 수 있듯이 과학적 객관성에 깊이 몰두했다.

1843년 위액에 관한 논문으로 박사학위를 받은 베르나르는 몇 해 뒤 소르본대학의 생리학 교수로 임명되었으며, 1855년 스승 마장디가 타계한 뒤에는 콜레주 드 프랑스의 교수 자리를 이어받았다. 1868년에는 프랑스 학자들의 최고 영예인 아카데미 프랑세즈의 회원이 되었으며, 자연사박물관장을 지내기도 했다.

요컨대 베르나르는 수많은 동물실험과 인체실험을 통해 생리학적 사실들을 많이 밝혀냈을 뿐 아니라, 실험의학의 방법론과 철학적·윤리적 원칙을 확립했으며, '내환경'과 '항상성'의 개념을 체계화함으로써 실험의학을 반석 위에 올려놓았다. 역사상 가장 뛰어난 생명과학자 가운데 한 사람인 베르나르가 보여준 과학적이고 생명윤리적인 자세, 그리고 진실 앞에 겸허한 모습은 과학 연구의 진실성과 윤리성이 무참하게 훼손된 오늘 우리 사회에 깊은 성찰을 요청하고 있다.

●●●● Special Tip

의학의 진보를 위해
가장 중요한 것은 실험적 비판이다

의학에 관한 문제를 모두 다루기 위해 실험의학은 생리학·병리학·치료학이라는 기본 부문들을 포괄해야만 한다. 건강할 때의 생명현상에 대한 지식, 즉 생리학은 우리에게 생명의 정상 조건을 유지하고 건강을 보전하는 방법을 가르쳐준다. 질병과 그 원인에 대한 지식, 즉 병리학은 병적 상태의 발현을 미리 알게 하는 동시에 질병을 치료하는 방법을 알려준다.

의학이 경험을 위주로 했던 시대에는 생리학·병리학·치료학의 세 분야가 제각각이었으며, 모두 충분히 발전하지 않아 서로 도움을 줄 수 없었다. 그러나 과학적 의학 시대를 맞아 상황은 달라졌다. 과학적 의학은 생리학의 기초 위에 세워지지 않으면 안 된다. 과학은 비교 방법을 통해 확립되는 것이므로, 병적 상태 또는 비정상 상태에 관한 지식은 정상 상태에 대한 지식을 통해 비로소 얻을 수 있다. 마찬가지로 정상 물질의 생리적 작용을 알지 못한다면 생물체에 대한 비정상 물질이나 의약의 치료 작용을 과학적으로 이해할 수 없다.

과학적 의학도 다른 과학과 마찬가지로 실험적 방법에 의해 성립한다. 즉 관찰과 실험을 통해 얻은 사실을 엄밀하게 추론함으로써 발전할 수 있다. 실험적 방법이란 우리의 생각(가설)을 실험을 통해 검증하는 추론 방법이다. 이 추론 방법은 생물을 연구하는 과학이나 무생물을 다루는 과학이나 똑같다.

다만 과학의 종류가 달라짐에 따라 현상도 달라지고, 각자의 고유한 복잡성과 탐구의 곤란함이 있을 따름이다. 생물현상에 실험 원칙을 적용하는 것이 무생물에 대한 것보다 더 어려운 것은 이 때문이다.

추론은 정확한 개념과 정밀한 사실을 통해 이루어지는 한 올바른 결과를 가져온다. 반면에 논거로 삼고 있는 개념이나 사실이 잘못되었거나 불확실한 경우에는 아무리 올바른 추론이라도 번번이 오류에 빠지기 마련이다. 실험 작업, 즉 엄밀하고 완전히 결정된 경험을 획득하는 기술이, 의학에 응용되는 실험적 방법의 실제 기초가 되는 것은 이 때문이다. 생물체 내에서 일어나는 복잡하기 이를 데 없는 현상을 생리적 상태 또는 병적 상태에서 성과를 기대하며 연구하려 한다면, 우선 실험의 원리를 제출하고 이것을 생리학, 병리학, 그리고 치료학에 응용해가야 한다.

다른 어떤 과학보다 의학 부문의 실험이 더 어렵다는 점은 말할 나위가 없다. 그러나 그럴수록 다른 어떤 과학보다도 의학 연구에서 실험적 방법은 더욱 불가결하다. 또한 과학이 복잡해지면 복잡해질수록, 오류의 요소가 없으면서 서로 비교할 수 있는 사실을 얻기 위해서는 올바른 실험적 비판이 더욱 중요하게 제기된다. 오늘날 의학의 진보를 위해 가장 중요한 것은 바로 실험적 비판이다.

진정한 실험가가 되기 위해서는 이론가와 시술가施術家를 겸하지 않으면 안 된다. 과학의 재류인 실험 사실을 얻는 방법을 완전히 터득하는 한편, 자연현상의 매우 복잡한 측면을 올바르게 추론하는 과학적 원칙도 명료하게 이해해야만 한다. 이 두 가지 일, 즉 머리와 손을 분리하는 것은 불가능하다. 아무리 좋은 솜씨라 할지라도 그것을 지도하는 두뇌가 없다면 맹목적인 도구에 불과하다. 또 두뇌가 있더라도 실험하는 손이 없으면 그 또한 아무 소용이 없다.

나는 이 책에서 생리학·병리학·치료학의 3중의 견지에서 실험의학의 원리를 논의할 계획이다. 그리고 이들 각 부문에 관한 각론에 들어가기에 앞서 방법의 이론적 측면인 철학적 부분에 관련된 두세 가지 문제를 언급하는 것 또한 유익하리라고 생각한다. 여기서 서술하고자 하는 사상은 조금도 새로운 것이 아니다. 물리학과 화학이 실험적 방법을 활용하게 된 것은 벌써 오래전의 일이며, 물리학과 화학이 오늘날에 보이는 광채는 모두 이에 힘입고 있다. 지금까지 탁월한 학자들은 자주 과학 연구방법의 철학적 문제를 논의해왔다. 오늘날도 슈브뢸르Michel Engène Chevreul는 그의 모든 저서에서 실험과학의 철학적 기초에 관해 매우 중요한 언급을 하고 있다. 이런 실정이기에 나는 아무런 철학적 야심을 갖고 있지 않다. 나의 유일한 목적은 실험방법의 명백한 원리를 의학 연구에 침투시키는 것이다.

베르나르, 『실험의학 연구방법 서설』(1865)

우리 몸은 세포들의 공화국

──────── ● 사회의학의 원조, 피르호

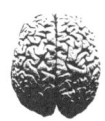

세포병리학의 창시자

의학의 역사를 통틀어 한 사람이 이렇게 다양한 분야에서 두각을 나타낸 경우는 매우 드물다. 1821년 프러시아에서 태어난 피르호Rudolf Virchow는 1902년에 교통사고로 세상을 떠날 때까지 세포병리학의 창시자, 사회개혁가, 정치가, 인류학자, 사회의학의 원조 등 다양한 타이틀을 얻으며 명성을 날렸고, 이 모든 분야를 의학에 통합시키려고 노력한 이론가이며 행동가였다.

그가 기초를 다진 세포병리학은 오늘날까지도 질병의 최종 진단에 없어서는 안 될 개념적 도구로 널리 쓰이고 있으며, 이는 현대의학과 근대의학을 가르는 분기점이기도 하다. 이로써 막연히 몸속에 들어 있는 체액의 불균형이라 정의되었던 고대의학의 질병은 그 애매함을 벗고 우리 몸을 이루는 기본 단위인 세포 속에 확실한 자리를 차지하게 된다. 이런 점에서 우리는 피르호를 모든 질병의 원인을 인체의 최소 구성단위로 분해하는 분자생물학적 의학의 선구자로 여길 수도 있겠다.

사실 베살리우스가 근대적 해부학을 굳건한 토대에 올려놓은 뒤 질병의 자리는 간·신장·폐 등 눈에 보이는 장기에서 그 장기 속의 기능적 단위인 조직으로, 다시 그 조직을 구성하는 세포로, 그리고 현대에 와서는 세포 속의 분자와 유전자로 환원되었다는 점에서, 이 말이 크게 잘못된 것은 아니다. 피르호의 세포병리학은 거시적 병리학을 미시적 세포병리학으로 이어주는 연결점이었던 셈이며, 그런 점에서 거시적 맥락을 잃어버렸다고 비판받는 현대의학의 선구라 할 수 있다.

하지만 그의 의학적 업적과 사회활동을 추적하다 보면 이런 생각이 지나치게 단순한 도식화라는 사실을 깨닫게 된다. 그는 모든 질병의 원인을 세포에 돌리지도 않았고, 질병을 세포의 수준에서만 파악해야 한다고 주장하지도 않았다. 그는 혈액 속에 있는 알부민albumin이나 피브린fibrin 같은 단백질의 불균형에서 질병이 발생한다는 신新체액설과, 아체芽體라고 불리는 무정형의 구조물에서 세포가 발생한다는 로키탄스키Karl von Rokitansky(1804~1878)를 맹렬히 공격하면서, "모든 세포는 세포로부터"라는 유명한 경구를 만들어냈을 뿐이다. 모든 세포가 이전 단계의 세포에서 유래한다는 그의 주장은 지금까지도 변치 않는 진리로 여겨진다.

의학은 사회과학이며 정치학이다

그의 의학사상을 환원주의로 볼 수 없는 이유는 세포들이 서로 맺고 있는 관계에 대한 그의 독특한 해석 때문이다. 피르호에게 몸은 "각각의 세포가 시민인 세포들의 국가"이고, 질병은 "몸이라는 국가를 구성하는 시민(세포)들 사이의 투쟁"이며 "변화된 조건 속의 생명"이다. 몸은 세포들의 공화국이고, 건강은 그 세포들의 민주주의가 구현된 상태이며, 질병은 세포 민주주의의 파국이다.

이처럼 피르호 의학사상의 특징은 미시적이고 생물학적인 세포병리학과 거시적이고 사회적인 정치학을 교묘히 결합시킨 데 있다. "의학은 사회과학이고 정치학은 확대된 의학"이라고 주장할 만큼 그는 생물학적 의학과 사회적 의학을 구분하지 않았으며, 이는 20세기 후반에야 등장하는 생물-심리-사회 모델bio-psycho-social model의 초기 형태라 할 수 있다. 피르호는 질병의 원인을 세포라는 몸의 구성단위에서 찾기는 했지만 존재로서의 세포보다는 세포들 사이의 관계에 주목함으로써, 질병을 스스로의 생애를 갖는 자율적 존재로 보는 시드넘의 반+근대적 의학사

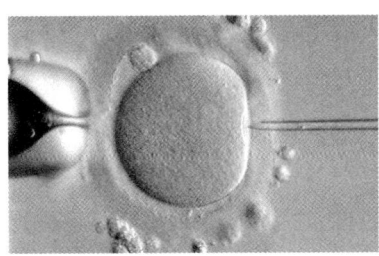

체세포의 핵을 이식받는 난자 세포 | 피르호는 우리 몸은 세포들의 공화국이며, 건강은 세포들의 평등과 자유에 바탕을 둔 민주적 협동이라 했다. 세포 하나에 생명체의 모든 운명이 들어 있다는 환원적 결정론의 사유 양식과는 아무래도 궁합이 맞지 않는다.

상과 거리를 두면서도 몸을 구성하는 최소 구성단위만을 바라보는 물질적이고 환원적인 의학의 함정을 피할 수 있었다.

하지만 그의 의학사상은 당시 새롭게 떠오르던 세균설(접촉 감염설)과는 어울리기 어려운 것이었다. 세균설에 따르면 질병은 외부에서 침입한 독립 생명체인 미생물에 의해 생긴 것이지만, 그의 세포병리학은 외부 요인보다는 신체 내부의 세포에 초점을 맞추고 있었기 때문이다. 그는 세균설이 질병을 살아 있는 생명체로 바라보는 낭만적 의학을 끌어들여, 객관적이고도 명확한 증거에 기반을 둔 과학적 의학의 정신을 훼손할 수 있다고 생각했다. 세균을 비롯한 미생물이 모든 전염병의 결정적 원인으로 밝혀진 현대의 관점에서 보면 세균설에 대한 그의 거부감은 잘못된 것임에 틀림없다. 그러나 당시 유럽의 사회 상황과 사회적 질병의 퇴치를 위해 싸워온 피르호의 다양한 업적을 검토해보면 그가 왜 그렇게 생각했는지 좀 더 자세히 이해할 수 있다.

교육과 개혁이 전염병의 처방법

1848년 프러시아 정부는, 생물학적 의학 분야에서 뛰어난 연구 업적을 쌓아올린 피르호를 실레지아 지방에 만연한 발진티푸스 퇴치를 위한 조사관으로 파견한다. 그곳에 머무는 3주 동안 그가 듣고 본 가난한 자들의 처참한 현실은 본래 자유주의적 정치 성향을 갖고 있던 그에게 지울 수 없는 상처를 남긴다. 이후 그가 프러시아 정부에 제시한 처방은 놀랍게도, 위생과 영양 상태의 개선을 위한 인도주의적이고 개별적인 의학적 가이드라인이 아닌, 정치적 자유의 신장을 포함한 교육과 경제정책의 전면적인 개혁이었다. 발진티푸스가 만연한 궁극적 원인에 대해 피르호는 특정 세균이 아닌 열악한 생활조건, 사회적 불평등과 부정의라고 진단한 것이다.

이쯤 되면 그가 어째서 그토록 세균설을 받아들이고 싶어하지 않았는지 이해할 수 있다. 그는 세균이 질병을 일으키는 유일한 원인이라는 생각을 받아들일 수 없었다. 설사 어떤 질병을 앓고 있는 환자의 몸에서 일정한 세균이 발견된다 하더라도 그것이 질병의 원인이라고 단정지을 결정적 증거가 될 수는 없다고 보았다. 그는 분명 세균의 존재를 무겁게 받아들였으며, 세균이 분비하는 독소가 발견되기 훨씬 전에 그 존재를 예측할 만큼 과학적 의학에 밝았지만, 과학적 사실이 질병 현상의 모든 것을 설명할 수 있다고 믿을 만큼 순진하지도 않았다.

의학을 정치와 사회 영역으로 확대

피르호는 의학을 과학의 영역에만 가두지 않고 정치·사회적 영역으로 확대했다. 그는 1848년이라는 이른 시기에 건강을 헌법적 권리로 명시해야 한다고 주장할 만큼 급진적이었으며, 독일 진보당의 하원의원을 지낼 무렵에는 무력 통일을 주장하는 철혈재상 비스마르크에게 결투 신청을 받을 만큼 타협을 모르는 자유주의자였다. 그는 또한 의학이 인간이 가

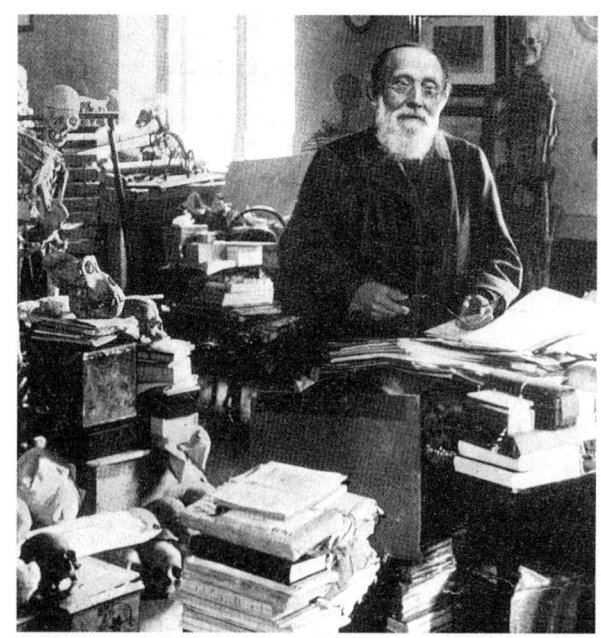

서재에서 연구에 몰두하는 피르호 | 그는 세포병리학의 창시자, 사회개혁가, 정치가, 인류학자, 사회의학의 원조 등 다양한 타이틀을 얻으며 명성을 날렸고, 이 모든 분야를 의학에 통합시키려고 노력한 이론가이며 행동가였다.

진 예지의 최고 형식이며 모든 과학의 어머니라고 주장할 만큼 천진한 이상주의자이기도 했다. 당시 빠르게 발전하던 과학을 의학의 실천적 관점에서 해석했다는 점에서, 그리고 생물학적 과학에서 윤리 규범을 도출했다는 점에서, 그의 의학사상을 과학과 윤리를 대립이 아닌 조화의 관점에서 해석한 초기 생명윤리의 모범으로 보는 시각도 있다.

그는 독일 고고인류학회를 창립하고 트로이와 이집트의 발굴에 참여하는 등 인류학 연구에 몰두하기도 했다. 또한 병리학자로서 사람의 골격을 다루던 경험을 살려 두개골의 기형에 대한 여러 편의 논문을 발표했으며, 초등학교 학생의 두개골 모양에 대한 전국적 조사를 벌여 순수한 독일 민족의 두상이 따로 존재하지 않는다는 사실을 밝혀내기도 했다. 20세기에 대량학살을 자행한 나치가 자신들의 악행을 합리화하기 위해 '우생학優生學'이라는 사이비 과학을 내세울 것을 미리 알고 경고의 메시지를 보내고 싶었던 것일까?

아무튼 피르호는 근대의 과학정신을 철저히 내면화하면서도 질병과 건강을 대상화하거나 객체화하지 않고 인간의 존재 조건이라는 바탕 위에서 이해하려고 노력한, 그리고 열성적으로 실천한 위대한 의학사상가로 기억되기에 마땅하다.

기초의학의 전환점이자 새로운 흐름의 시작

피르호가 세균이 질병의 원인이라는 세균병인설과 생명체가 자연 선택에 의해 변화를 거듭했다는 진화론을 부정한 것은 현대적 관점에서 보면 중대한 오류일 수 있다. 하지만 그의 사회개혁사상은 세균이 질병의 원인인지의 여부에 관계없이 전염병을 통제하는 데 크게 기여했다. 또한 당시의 진화론은 아직 충분히 정착되지 않은 이론이었던 점을 기억할 필요가 있다.

피르호의 세포학은 모든 것을 최소 단위로 나누는 환원적 프로그램이기보다는 독립적 기능 단위인 세포들의 상호협력을 강조하는 관계적 프로그램이다. 이는 수정란 또는 체세포의 핵을 이식한 난자에서 만들어진 줄기세포가 모든 기능을 담당하는 세포로 분화될 수 있다는 식의 발산구조도 아니고, 생명체의 모든 형태와 기능이 세포의 염색체에 자리한 유전자 속에 들어 있다는 식의 수렴구조도 아니다.

피르호의 세포학은 국가와 민주주의라는 메타포(은유)로 구성된다. 하지만 세포들의 공화국에는 지시와 복종이라는 위계질서도, 완벽한 설계도에 의한 생명체의 건설이라는 거창한 목적도 없다. 단지 서로 간의 수평적 연대와 경쟁이 있을 뿐이다. 그가 무력 사용을 주장하는 비스마르크에 반대할 수밖에 없었던 논리적 구조는 놀랍게도 세포학을 중심으로 한 그의 의학사상 속에 들어 있었다.

이렇게 정치와 의학을 뒤섞어 바라보는 관점에 대해 전형적인 범주의 오류라고 주장할 수도 있다. 과학을 메타포로 오염시키는 것을 못마땅하게 여기는 사람도 많다. 하지만 과학의 중요한 발견들이 과학 외적 통찰에서 유래되었음을 기억하자. 신경과학이나 면역학 같은 첨단과학에서는 자기와 비자기, 이기주의와 이타주의, 의식과 무의식, 인식, 기억, 내적 이미지, 표상과 같은 수많은 비과학적 용어가 사용되는데, 이는 당시에 어떤 현상을 설명할 마땅한 과학적 개념이 없을 때 동원되는 용어들이다.

현대의학을 기초의학, 임상의학, 사회의학의 세 흐름으로 나눈다면 피르호의 의학사상은 기초의학의 중요한 전환점이자, 사회의학이라는 새로운 흐름의 시작이라고 할 수 있다. 하지만 그의 사회의학은 몸에 대한 생물학적 통찰을 확대한 것이다. 그러기에 끝없이 학문의 영역을 가르고 좁고 깊은 연구에만 매달리는 오늘의 의학자들에게 귀감이 될 만하다.

●●●● **Special Tip**

의학의 임무는 평화의 시대를 준비하는 것이다

■

　모든 세포는 이전에 존재하던 세포로부터 생긴다. 이는 동물이 동물에서 태어나고, 식물이 식물에서 태어나는 것과 같다.

　의학의 발전은 인간의 수명을 연장시킬 것이다. 그러나 사회 조건의 개선은 이 목표를 더 빨리 효과적으로 이룰 수 있게 해줄 것이다.

　질병이란 달라진 조건에서의 삶의 과정일 뿐이라는 사실을 우리가 인정한다면, 치유의 개념을 존재의 정상 조건을 회복하고 유지하는 데까지 확장할 수 있다. …… 의학의 임무는 무엇보다 평화의 시대를 준비하는 것이다. 의학은 전쟁의 공포 한가운데서도 공식적으로 인간애와 평화를 지키는 유일한 사도이다. 의학은 친구와 적을 차별 없이 보듬어 흐르는 피를 막아주고, 부러진 팔다리를 보살피며, 목마른 입술을 적셔준다.

피르호, 『생리학과 병리학에 기초한 세포병리학』(1860),
눌랜드Nulland, 『의사들: 의학의 자서전』(1995)에서 재인용

　이것은 더 이상 발진티푸스에 걸린 이런저런 사람들에게 의학적 치료와 간호를 하는 차원의 문제가 아니라, 정신적·육체적으로 최대로 쇠약해진 150만

시민의 안녕에 관한 문제이다. 150만 명의 주민을 생각할 때 언제까지나 미봉책으로 대할 수는 없으며 근본적인 개선책을 찾아야 한다. 정부가 이 문제에 개입하길 원한다면 주민들이 힘을 합치도록 격려해야 한다. 교육, 자유, 그리고 복지는 지금처럼 밖에서 주어지는 방식으로는 결코 충분하게 얻을 수 없으며, 주민들 스스로 그 필요성을 자각할 때에만 진정 그것을 이룰 수 있다. …… 이러한 질병의 유행이 다시는 없도록 하려면 어떻게 해야 하는가? 이 물음에는 '자유와 번영의 문화'라고 간단히 답할 수 있다. 하지만 이 엄청난 사회 문제를 해결하기 위한 좀 더 복잡하고 실천적인 방법도 있다. 우리가 모르는 사이에 의학은 이미 사회의 영역에 발을 들여놓았다. 우리의 관심이 어떤 환자에게 약물을 처방하고 주거환경을 바꾸라고 충고하는 일 등에 있지 않음을 기억하자. 우리는 육체적·도덕적으로 파탄에 이른 150만 우리 동포의 문화 전체를 다루고 있는 것이다.

피르호, 「1848년 북부 실레지아에서 발생한 발진티푸스 대유행에 대한 조사보고서」(1848)

기념비적인 **연구**, 그리고 뛰어난 **정치력**

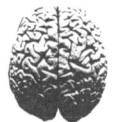

――――――― ● 세균학을 개척한 파스퇴르

살아 있을 때부터 '최고 과학자'

오랜 기간 인류를 괴롭혀온 전염병 퇴치와 관련해 우리는 제너, 제멜바이스Ignaz Philipp Semmelweis, 리스터Joseph Lister 등 수많은 의사와 의학자의 이름을 꼽을 수 있다.

이제 우리나라를 비롯해 대부분의 근대적 산업국가에서는 전염병이 보건의료에서 가장 큰 문제가 아니게 됐으므로 그들의 업적이 별로 실감나지 않을 수도 있다. 하지만 불과 한두 세대 전까지만 하더라도 앓거나 사망하는 가장 큰 원인이 전염병이었음을 생각할 때 그들의 업적을 소홀히 평가할 수는 없다. 물론 전염병이 퇴치되고 극복된 데는 영양과 환경 개선 등의 사회·경제적 요인이 좁은 의미의 의학보다 더 큰 기여를 했다고 평가되지만, 그렇다 하더라도 이 '역사 속의 명의들'과 '무명의 의료인들'의 노력과 성과를 과소평가할 이유는 없다. 또한 현대에 의학과 의사의 권위가 높아진 데는 세균학의 기여가 커다란 구실을 했다.

이런 의학자들 가운데서도 역사에 우뚝 선 사람이 파스퇴르Louis Pasteur (1822~1895)이다. 파스퇴르의 기념비적인 업적 가운데 몇 가지만 든다면, 자연발생론을 완전히 굴복시켰고, 전염병의 세균원인설을 굳건히 세웠으며, 제멜바이스와 리스터가 사용한 무균 및 살균법의 효력을 증명했고, 생물학적 예방법의 기초를 다져놓았다.

파스퇴르는 1822년 프랑스 동부의 쥐라 주州 돌Dole에서 가죽 무두질업자의 4남매 중 외아들로 태어나, 파리의 고등사범학교인 에콜 노르말 Ecole Normale에서 화학 교육을 받고 졸업한 후 유명한 화학자 발라르 Antoine Balard의 조수가 되었다. 사실 파스퇴르는 의과대학을 졸업하지 않았으므로 좁은 의미로는 의사가 아니다. 연구생활 초기에는 별로 두각을 나타내지 못했지만 파스퇴르는 화학보다는 오히려 생물학적 현상에 더 관심이 있었는데, 이는 인접 과학 사이의 상호 교류라는 점에서 새로운 모범이 됐다. 파스퇴르는 1854년 릴대학에서 교수생활을 시작하면서 다음과 같이 말했다. "관찰의 세계에서는 준비된 마음만이 기회를 잡을 수 있다." 그리고 바로 그 자신이 이 금언의 좋은 본보기가 됐다.

파스퇴르의 초기 연구는 입체화학에 대한 것이었다. 그는 각각의 결정상結晶相에서 세균이 다르게 행동한다는 사실을 관찰하고는, 지역 양조업자에게 문의받은 포도주 발효 연구에 이 사실을 적용시켰다. 그 결과는 양조 과정의 난점을 해결했을 뿐 아니라, 마침내 세균설의 꽃을 피우기

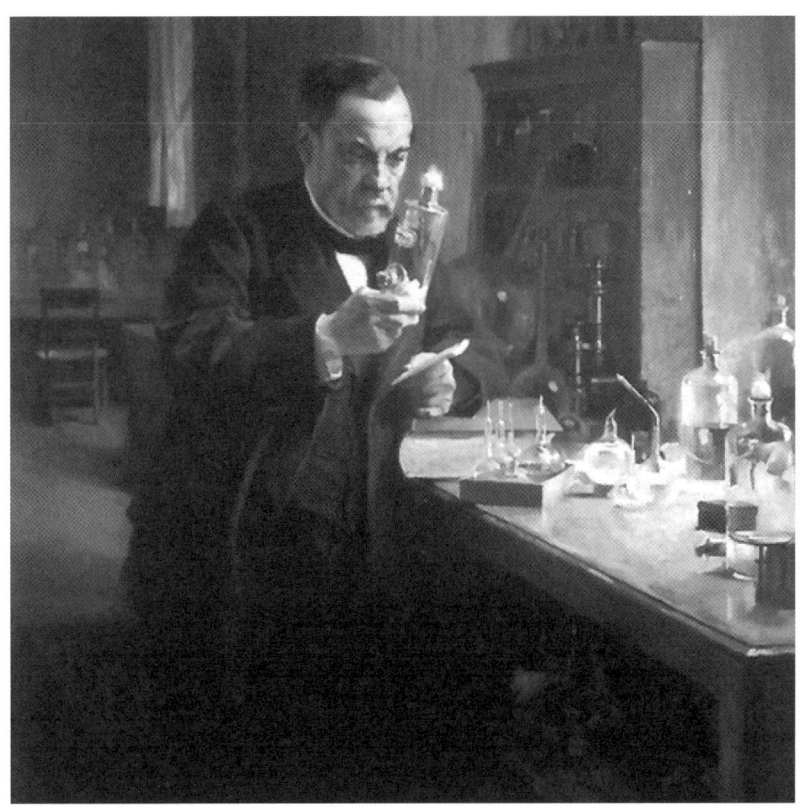

실험실의 파스퇴르 | 전염병의 세균원인설을 굳건히 세우고 미래의 생물학적 예방법의 기초를 다져놓는 등의 업적으로 그는 살아 있을 때부터 '최고 과학자'로 불렸다. 핀란드의 예술가 알베르트 에델펠트가 그린 그림이다.

에 이른다. 그는 곧 현미경으로만 볼 수 있는 미생물이 발효의 원인이라는 사실을 밝혀냈으며, 포도주를 몇 초 동안 60°C 정도로 가열함으로써 포도주를 산하시키는 세균을 죽이는 방법(저온살균법, 파스퇴르 살균법)도 개발했다.

그의 저서 『자연발생설의 검토』(1861)에서 파스퇴르는 발효가 미생물의 증식 때문에 생기는 현상이라는 사실을 입증했다. 그뿐만 아니라 영양분을 포함한 고깃국물에서 생물체가 증식하는 것은 자연발생에 의한 것이라는 아리스토텔레스 이래의 학설을 뒤집었다. 그는 백조의 목 모양으로 구부러진 플라스크flask를 사용한, 과학사에 길이 남을 유명한 실험을 통해 자연발생설에 회복할 수 없는 일격을 가하고 학자로서 명성을 얻었다.

예방의학에 혁명을 일으키다

한편 누에의 전염병이 섬유산업을 위협할 지경에 이르렀을 때, 파스퇴르는 거기에 두 가지 질병이 있다는 사실을 알아냈다. 누에알이 감염됨으로써 '미립자병'이 생기며, 누에 창자 속에 세균이 번식함으로써 '연화병軟化病'이 생긴다는 것이다. 감염된 알을 솎아내고 누에의 먹이를 바꿈으로써 프랑스뿐 아니라 세계 곳곳의 누에산업이 구원을 받게 됐다.

파스퇴르는 그 뒤 갑자기 뇌일혈로 고생하게 되었는데, 회복하고도 발음이 느리고 불분명한 후유증을 앓았다. 그는 이미 쌓아올린 업적만으로도 역사상 가장 위대한 과학자의 반열에 들 정도였으므로, 또 다른 일을 시작하기 전에 충분히 쉴 수도 있었다. 그러나 이 시기에 그의 가장 유명하고 가치 있는 공헌이 막 나타나려 하고 있었다.

파스퇴르의 다음 연구는 '탄저병炭疽病(anthrax)'이라고 불리는, 양의 치명적인 질병에 관한 것이었다. 그는 탄저병균을 분리함으로써 코흐Robert

Koch(1843~1910)의 선구자가 됐으나 아직 그것을 치료하고 예방하는 방법은 알 수 없었다. 그러므로 그가 많은 양계업자의 애를 태우던 닭콜레라를 연구하도록 위촉받았을 때만 해도 이 연구가 탄저병의 예방, 나아가 예방의학에 혁명을 일으키는 방법을 만들어내리라고는 전혀 예상하지 못했다.

그는 휴가에서 돌아와 떠나기 전에 준비했던 닭콜레라 배양균을 건강한 닭에 주사해보고 병을 일으키지 않는다는 사실을 발견했다. 이어서 신선한 닭콜레라균을 주사해도 그 닭은 병에 걸리지 않았다. 이러한 지식을 바탕으로 파스퇴르는 탄저병균을 다양한 방법으로 다룰 수 있게 되었다. 결국 병원균을 적당한 온도 범위 안에서 배양하면, 그것에 감염된 동물은 그 병에 대한 저항력은 생기지만 병에는 걸리지 않는다는 사실을 알아냈다. 1881년 멜룬 지방 농민회는 이 발견의 유효성을 확인하기 위해 대중 시연의 자리를 마련했다. 파스퇴르는 의사·수의사·기자들과 여러 호사가들이 지켜보는 가운데, 보통 양들과 미리 해가 없게끔 만들어놓은 균을 접종받은 적이 있는 양들에게 병원성 균을 주입했다. 며칠이 지나자 무방비 상태의 양은 모두 죽었고 미리 조처를 취했던 양은 모두 건강하게 살아남았다. 이리하여 면역의 원리는 드라마틱하게 공개적으로 인정을 받았다. 한 세기쯤 전에 제너가 우두를 접종해 비슷한 결과를 얻었지만, 파스퇴르는 약독화한 균체가 그 균이 일으키는 질병에 대한 면역력을 심어준다는 근본적인 원리를 확립했다

광견병(공수병)의 '독'이 감염된 동물의 침에 존재한다는 사실은 이미 알려져 있었지만, 파스퇴르는 병의 증상을 통해 그 독이 중추신경계를

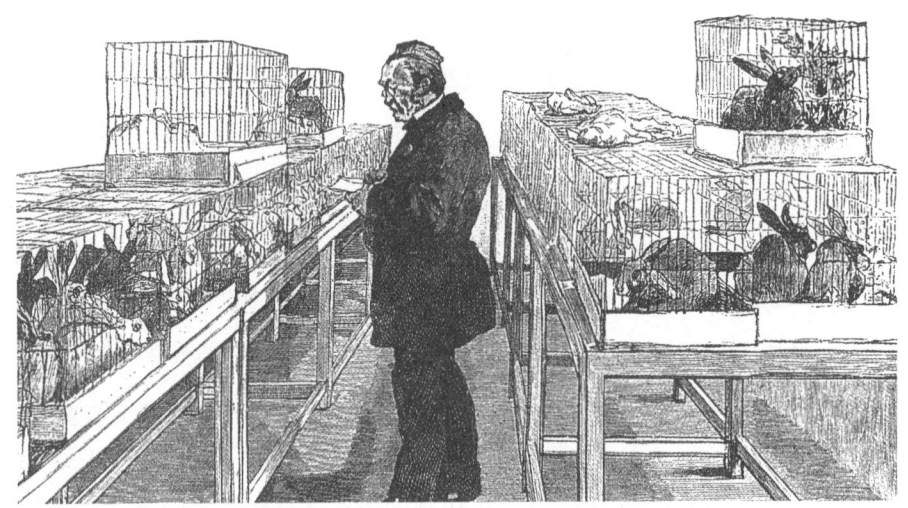

토끼 실험실의 파스퇴르 | 그는 토끼의 척수에 대한 연구와 탄저병균의 백신을 만들며 얻은 지식을 활용해 병원성이 있는 광견병균을 무해한 형태로 만드는 방법을 발견했다.

침범할 것이라는 추론을 했다. 그는 토끼의 척수를 가지고 자신의 생각을 확인한 뒤, 탄저병균의 백신을 만들며 얻은 지식을 활용해 병원성이 있는 광견병균을 무해한 형태로 만드는 방법을 발견했다. 그는 점점 더 독성이 강한 추출물을 주입해 토끼를 보호할 수 있는 방법을 개발하면서 이를 인간에게 적용할 기회를 기다렸다.

1885년에 미친개에 물린 조셉 마이스터Joseph Meister라는 소년이 그를 찾아왔다. 파스퇴르는 우선 두 명의 의사한테 소년이 가망이 없다는 진단서를 받아뒀다. 효과와 부작용이 충분히 확인되지 않은 위험한 처방을 사용하거나 계획하는 일은 생각할 수도 없는 오늘날, 파스퇴르의 조심성을 잘 알 수 있는 대목이다. 그리고 파스퇴르는 밀고나갔다. 주사의 병원성이 점점 강해지면 소년에게 광견병 증상이 나타날 것으로 예상하면서 마음 졸이며 지켜보았다. 대체로 광견병 증상은 3~6주 안에 나타났다. 그런데 토끼에게는 치명적인 분량의 추출물을 주사한 뒤에도 소년은 건강했다. 이를 통해 파스퇴르는 자신의 가설과 실험이 옳았음을 알게 됐다. 광견병 항독소의 성공은 파스퇴르에게 대단한 명성을 가져다주었는데, 이는 파스퇴르의 면역법이 처음으로 인체에 적용된 사례였기 때문이다.

과학자의 조국은 진실과 정직이다

그때부터 미생물학과 면역학은 점점 더 영역을 넓혀가서, 오늘날 우리가 알고 있는 많은 병원균이 발견됐고, 수많은 백신과 항혈청이 생산됐으며 차츰 예방 기전이 밝혀졌다. 이러한 업적들 덕분에 파스퇴르는 살아 있을 때부터 '최고의 과학자', '현대의학의 어버이', '인류의 은인'으로 불렸다. 하지만 파스퇴르의 공을 아무리 높게 평가하더라도 수많은 사람들의 노력으로 식食·주住·의衣 생활이 개선됨으로써 인간의 건강이 나아지고 수명이 늘어난 점에 견주면 "드넓은 바다 앞에서 조약돌 한 개를 손에 쥔" 정도일 뿐이다.

파스퇴르는 뛰어난 연구자이면서 자신의 업적을 세상에 과시하는 데도 일가견이 있었다. 1881년의 탄저병 대중 시연에서 보듯이 그는 대중과 언론, 그리고 재산가와 권력자들을 능란하게 활용했다. 그가 1888년

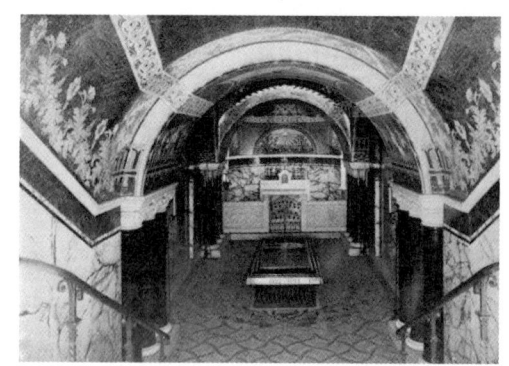

연구소 지하의 파스퇴르 무덤 | 그는 프랑스뿐 아니라 유럽 여러 나라의 지원을 받아 '파스퇴르 연구소'를 설립하고 스스로 연구소장으로 취임했으며, 죽은 뒤에도 연구소 지하에 묻히는 행복을 누렸다.

에 프랑스뿐 아니라 유럽 여러 나라 정부와 민간단체들의 지원을 받아 '파스퇴르 연구소'를 설립하고 스스로 연구소장으로 취임했을 때에도 그의 연구 능력뿐 아니라 정치력이 적지 않게 작용했다. 그런 점을 두고 당시에도 파스퇴르를 허풍쟁이나 모리배, 정치꾼이라고 비난하는 사람들이 있었다. 파스퇴르 업적의 적지 않은 부분이 다른 사람의 것을 가로채거나 베낀 것이라는 비판도 있지만, 그는 연구 결과를 날조하거나 심지어 없는 것을 있다고 하는 따위의 반과학적 사기 행위를 하지는 않았다.

"과학에는 국경이 없지만 과학자에게는 조국이 있다." 얼마전 우리나라에 널리 회자되었던 말이다. 사실인지 확실하지는 않지만, 1870년 보불전쟁 당시 프로이센이 프랑스를 침략했을 때 거의 50살에 이른 파스퇴르가 민병대에 자원하면서 이 말을 했다고 알려져 있다. 나이와 건강 때문에 거부될 것을 잘 알면서도 인기를 위해 파스퇴르가 쇼를 한 것이라고도 하지만 이 또한 밝히기는 쉽지 않다. 하지만 우리는 과학정신에 비춰 이렇게 말할 수 있다. "과학자의 조국은 진실과 정직이다." 또한 진정한 과학자라면 프랑스 역사학자 마르크 블로크Marc Bloch처럼, 침략에 맞서서는 총을 들지만 정당하지 않은 전쟁이나 경쟁에는 '국익'이나 '국가'의 이름으로 그 어떠한 힘도 보태지 않을 것이다.

파스퇴르는 그의 '정치적인' 행태를 못마땅해했던 사람들에게 종종 비판을 받기도 했지만, 결국 자신의 소원대로 '과학을 위해', 또 '과학과 함께한' 삶을 누렸고, 세상을 떠난 뒤에도 자신의 이름이 붙은 연구소 지하에 묻히는 행복을 누리고 있다.

●●●● **Special Tip**

파스퇴르의 진정한 라이벌, 코흐

■

파스퇴르에게는 열광적인 지지자뿐 아니라 적이나 라이벌도 많았다. 당대 최고의 실험의학자인 베르나르를 비롯해 대표적인 의사와 과학자들은 파스퇴르의 업적을 인정하려 들지 않았다. 하지만 파스퇴르의 진정한 라이벌이라면 독일인 의사 코흐를 꼽아야 할 것이다. 각각 프랑스와 독일의 '국보급 과학자'인 두 사람은 서로를 의식하면서 연구에 매진했고, 그 덕에 세균학과 '세균병인설'이 빠른 시일 내에 정립된 것인지도 모른다.

떠버리이자 '스타 체질'인 파스퇴르와 과묵하고 팀워크를 중시하는 코흐가 직접 맞부딪친 유명한 사례가 있는데, 바로 콜레라균의 발견에 관한 것이다. 19세기에 네 차례나 범세계적으로 유행한 콜레라의 마지막 팬데믹pandemic(대유행)이 있었던 1883년, 파스퇴르와 코흐는 초기 유행지인 이집트에 연구진을 파견했다. 피를 말리는 이 과학 경쟁에서 승리한 것은 코흐 팀이었다. 코흐와 제자들은 19세기 사람들에게 가장 큰 공포의 대상이었던 콜레라의 원인균을 발견하는 데 성공했다.

코흐는 많은 연구 업적 가운데서도 특히 결핵 연구와 결핵균을 발견한 공적으로 1905년도에 노벨 생리·의학상을 받았다. 코흐의 노벨상 수상 강연회의 좌장을 맡은 스웨덴의 왕립 카롤린스카Karolinska 연구소 소장 뫼르너Mörner는 다음과 같이 말했다. "한 사람의 인간이 혼자 힘으로, 귀하가 행한 것처럼 그렇게 많고 중요하고 또한 선구적인 발견을 한 예는 없었습니다. 귀하는 그 선구적인 연구로 결핵의 세균학을 해명하고, 나아가 의학의 역사에 길이 명성을 남기게 되었습니다."

 코흐가 노벨상 수상의 영예를 누렸다기보다 오히려 노벨상의 권위를 높였다고 말하는 편이 더 타당하다고 한다면 지나친 과장일까? 하지만 파스퇴르의 선구적인 연구가 없었더라면 코흐의 위업은 쉽게 달성되지 못했을지도 모른다. 또한 파스퇴르의 성과는 코흐가 있었음에 더욱 빛났을 터이다. 과학 역사에서 라이벌이란 이런 경우를 두고 말하는 것이리라.

고통은 재앙일 수도
축복일 수도 있다

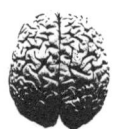

──────── ● 고통과 마취의 역사

고통이란?

1920년대 미국에는 희한한 쇼를 벌이는 사나이가 있었다. 깁슨Gibson 이란 이름의 이 사나이는 수영복 차림으로 무대에 등장해 관객을 향해 걸어간다. 통로의 관객들에게는 살균된 핀이 배포됐는데, 그가 걸어가는 동안 그의 몸에 그 핀들을 찔러넣었다. 50여 개의 핀에 찔린 이 사나이는 천연덕스럽게 이를 하나씩 뽑아냈다. 이런 쇼는 하루에 두 번 19개월 동안이나 계속됐다고 한다. 그는 십자가에 못 박히는 장면을 연출하기도 했는데, 한 여인이 놀라 실신하는 바람에 쇼를 중단했다고 한다.

이 사나이는 일곱 살 때 도끼로 인해 머리를 다치는 사고를 당했는데 그 후 어떤 신체적 고통도 느낄 수 없게 되었으며, 자신도 모르게 또는 인위적으로 많은 상처를 입으면서 수명을 단축시켰다고 한다. 우리가 심각한 고통 속에 있는 사람의 고뇌를 헤아리기 어려운 것과 마찬가지로, 이 사나이가 느꼈을 '고통을 모르는 고통'이 어떠했으리라 예측하기는 쉽지 않다. 고통은 물리적 자극에 따른 신경계의 반응일 뿐 아니라, 객관화하기 어렵고 은밀한 실존적 차원의 문제이기 때문이다.

병을 앓는 사람을 지칭하는 한자어인 '환자患者'의 '환患'은 벌레 두 마리를 통해 '마음心'에 꼬챙이가 찔려 있는 모양새를 하고 있다. 질병의 고통은 외부 요인(벌레)과 내부 요인(마음)이 합쳐져 생기는 것이란 암시로 보인다. 여기서 병을 앓는 사람은 '근심하는 사람'이 된다. 환자를 뜻하는 영어 단어 'patient'는 견뎌낸다는 뜻에서 유래했다. 이는 질병의 고통은 일방적으로 가해지는 외부적 충격일 뿐 아니라 그것을 경험하는 인간의 주체적 반응을 포함한다는 뜻으로 읽을 수 있다.

신화와 종교의 영역에서 고통은 성스러움이나 내적 위대함을 상징하기도 한다. 십자가에 못 박히면서까지 사랑을 실천한 예수나, 인간에게 불을 훔쳐다준 죄로 산 채로 독수리에게 간을 파 먹혀야 했던 프로메테우스의 고통을 바라보는 세속적 인간은, 이 위대한 영적 존재들과 더불어 아파하

프로메테우스의 고통 | 인간에게 불을 훔쳐다준 죄로 산 채로 독수리에게 간을 파 먹혀야 했던 프로메테우스의 고통이 담겨 있다.

기보다는 차라리 '비극적 정화tragic catharsis'를 통해 영적 치유를 얻는다. 이처럼 고통에는 신체적 반응뿐 아니라 실존적·영적 차원의 '의미'가 담겨 있다.

하지만 질병을 몸속의 특정 장기와 조직, 그리고 세포의 수준에서 탐색하기 시작한 근대의학은 고통 속에 담겨 있던 이러한 의미들을 하나씩 거둬내며 세속화시키기 시작한다. 신체적 고통을 줄이거나 아예 없앨 수 있는 방법을 발견한 것이다. 이로써 외과의사들은 극심한 통증 없이도 광범위한 절제수술을 할 수 있게 됐고, 근대외과학은 비약적인 발전의 계기를 맞는다.

세계 최초의 전신마취수술

통증을 없앨 수 있는 마취제의 발견과 적용 과정에는 당시 사회상을 반영하는 수많은 사건이 얽혀 있다. 이 과정은 '조용한 발견'과 '시끄러운 적용'으로 요약된다. 최초의 전신마취제는 아산화질소 가스다. 1772년 영국의 화학자 프리스틀리Joseph Priestley(1733~1803)가 발견한 이 가스는 지금도 통제가 어려운 어린이 환자를 치료하는 소아치과에서 흔히 사용되고 있다. 이 가스를 흡입하면 기분이 좋아지고 통증에 대한 감각도 무뎌져 '웃음가스'라는 별명을 갖고 있다.

하지만 이 가스가 처음 사용된 것은 의료용이 아니었다. 산업혁명과 식민 지배를 통해 부를 축적한 신흥귀족들은 사람들을 파티에 초대해 이

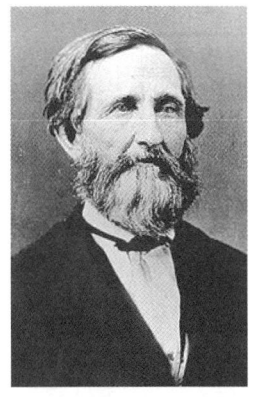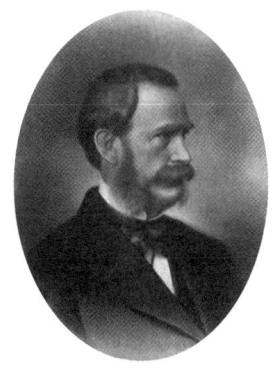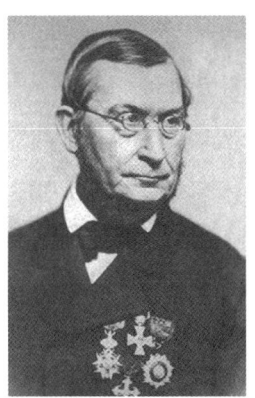

롱과 모턴과 잭슨 | 롱(왼쪽)은 1842년에 세계 최초로 전신마취에 성공했으나 그 사실을 드러내지 않았고, 대신 1846년에 공개적으로 전신마취수술을 시연한 모턴(가운데)이 그 특허를 인정받았다. 하지만 모턴은 공개 시연이 가능하도록 도와준 화학자 잭슨(오른쪽)과 이권 다툼을 벌이게 된다.

가스를 흡입하는 여흥을 제공했다. 당시 사람들은 최초의 마취제를 마약이나 알코올같이 기분을 좋게 할 용도로 사용했던 셈이다. 이후 에테르와 클로로포름이 발견돼 마취제의 목록이 늘어났고, 역시 여흥거리로 사용됐다.

세계 최초로 전신마취제가 외과수술에 사용된 것은 1842년이었다. 미국 조지아 주의 개업의사 롱Craward Williamson Long(1815~1878)은 에테르 파티에 참석한 경험을 통해 환자에게 이 가스를 흡입시키면 고통 없이 수술할 수 있을 것이라 생각하고 이를 실천에 옮긴다. 하지만 그는 자신이 한 일이 의학사적으로 어떤 의미를 갖는지 제대로 깨닫지 못했다. 아니면 순진한 시골 개업의여서 돈과 명예에는 전혀 관심이 없었는지도 모른다. 아무튼 그는 이 역사적 발견을 학술지에 발표하지 않고 간직하고 있다가, 1846년에 모턴William Morton(1819~1868)이 매사추세

츠 종합병원에서 공개적으로 전신마취를 통한 종양제거수술을 성공시켜 명성을 얻은 3년 뒤이며 자신이 최초로 전신마취를 시행한 지 7년이 지난 1849년에 『남부 내과-외과 저널』에 이 사실을 발표한다.

하지만 모든 공은 자신의 시골 진료실에서 조용히 시술한 롱이 아닌, 많은 사람이 지켜보는 가운데 공개 수술을 행한 모턴에게로 돌아갔다. 과학과 의학의 역사가 기록되는 방식이 대체로 이와 같기 때문에 많은

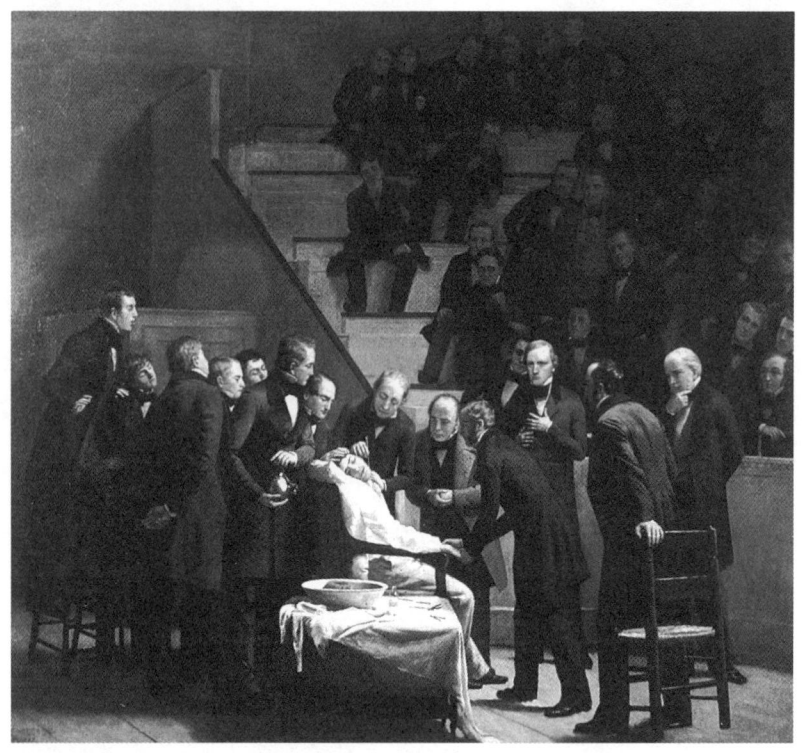

세계 최초의 전신마취수술 장면 | 힌클리라는 화가가 세계 최초로 공개 시연된 전신마취수술 장면을 그린 것이다. 지금도 보스턴 의학도서관 입구에 이 그림이 걸려 있다.

사람들이 조작과 과장, 그리고 언론을 통한 사기성 홍보의 유혹을 느끼는지도 모른다.

여하튼 모턴은 일약 유명인사가 됐고, 1848년에는 특허를 인정받아 부를 축적할 수 있는 발판을 마련했다. 공개 시연이 있은 지 수십 년이 지난 1882년 화가 힌클리Robert C. Hinckley가 세계 최초의 전신마취수술 장면을 그렸는데, 이 그림은 지금도 보스턴 의학도서관 입구에 자랑스럽게 걸려 있다. 또한 대부분의 의사학 교과서에서 이 그림을 쉽게 찾아볼 수 있다.

지나친 욕심으로 빛바랜 성과

하지만 세계 최초의 전신마취라는 역사적 사건은 추악한 이권 다툼으로 그 빛을 상당 부분 잃게 됐는데, 이는 주로 최초의 시연을 해보인 모턴의 과도한 욕심 때문이었다. 사실 마취제로서 에테르의 가능성을 가르쳐주고 공개 시연을 할 수 있게 해준 사람은 의사이면서 화학자인 잭슨Charles Jackson이었다. 그런데도 모턴은 특허와 관련된 모든 권리를 독차지하려고 했다. 주위의 간곡한 충고가 있고 난 다음에야 마지못해 잭슨을 공동 특허권자로 등록했지만 무너진 신뢰를 회복하기에는 역부족이었다. 여기에 실질적으로 최초의 전신마취를 시행한 롱이 가세해 삼파전으로 발전했다.

이 싸움은 모턴이 살고 있던 보스턴과 롱의 고향인 대니얼즈빌의 자존

심 싸움으로까지 발전했다. 이 과정에서 별로 얻을 것도 잃을 것도 없었던 실질적인 최초의 발견자 롱은 비교적 초연한 자세를 보였지만, 모턴과 그의 스승 격인 잭슨은 끝내 화해하지 못하고 고통스런 여생을 보내야 했다. 모턴은 뉴욕의 센트럴파크에서 정신발작을 일으켜 세상을 떠났으며, 잭슨 또한 정신병원에서 여생을 마친다. 인류를 외과수술에 따르는 극심한 고통에서 구원한 두 사람은 이렇게 자신들 마음속에 자리 잡은 시기심과 욕심을 버리지 못하고 또 다른 고통 속에서 생을 마쳤다. 그다지 욕심이 없었던 롱은 큰 명예를 얻지는 못했지만 이름을 더럽히지도 않았고 큰 고통도 없이 삶을 마감할 수 있었다.

오늘날 우리는 장시간의 수술도 아무런 통증 없이 해낼 수 있는 마취기술을 가지고 있다. 시간에 구애됨 없이 오랫동안 수술을 할 수 있게 됨에 따라 수술 기술이 좀 더 정교해지고 성공률 또한 무척 높아졌다. 고단위 진통제가 개발돼 수술 뒤의 통증도 많이 줄일 수 있게 됐다. 현대의학은 인간을 신체적 고통에서 구원했다고 해도 크게 잘못된 말은 아니다.

그러나 아무런 통증을 느낄 수 없었던 깁슨이 인생의 의미를 찾지 못하고 자신의 몸을 혹사해 파국에 이르렀듯이, 모든 고통을 몰아냄으로써 영원한 안식을 얻을 수 있으리라 믿어서는 안 될 것이다. 실제로 현대인들은 수술과 같이 큰 위해 사건에서 발생하는 급성 통증은 조절할 수 있지만 만성적으로 지속되는 통증에는 여전히 속수무책인 것이 사실이다. 고통은 우리에게 삶의 의미를 묻게 하며 새로운 삶의 방향을 제시해주기도 한다. 그러므로 견딜 수 있을 정도의 고통은 우리에게 재앙이기보다는 차라리 축복일지도 모른다.

Special Tip

외과수술의 고통에서 인류를 구원하다

■

절단하고 없는 다리에 통증을 느낀다면 그 통증은 어디에 있는 것인가? 머리에 있는가? 다리가 절단되지 않았더라도 여전히 머리에 있는 것인가? 만약에 그렇다면 당신이 다리를 가졌다고 생각할 이유가 있을까?

버트랜드 러셀Bertrand Russel

통증은 특정 경로를 통해 전달되는 자극 이상의 것이다. 통증은 자극의 강도뿐 아니라 그 자극이 경험되는 상황, 그리고 그것을 경험하는 사람의 정서 상태의 영향을 받는 복잡한 인지 과정이다. 통증과 육체적 자극의 관계는 아름다움과 시각적 자극의 관계와 같다. 통증은 무척이나 주관적인 경험이다.

바스바움Basbaum, 「과학으로 통증의 비밀을 풀다」, 『의학과 건강 연감』(1988)

수건에 적신 에테르를 흡입시키자 베나블 씨는 의식을 잃었고, 나는 종양을 적출했다. 수술이 진행되는 동안 환자는 계속해서 에테르를 흡입했다. 떼어낸 종양 덩어리를 보여줄 때까지도 믿을 수 없다는 표정이었다. 수술이 진행되는 동안 그는 어떤 통증 반응도 보이지 않았고, 수술이 끝난 다음에 그 사실을 확인해주었다.

롱이 『조지아 내과-외과협회 회보』(1853)에 발표한 글나는 오늘 환자가 가장 고통스러워하는 수술인 다리 절단 수술에 에테르를 사용해보기로 했다. 그리고 완벽하고 만족스런 결과를 얻었다. 그렇게 통증에 대한 감수성을 마비시키면서도 아무런 부작용이 없다는 건 대단한 일이다. 수술을 하는 외과의사에게 이건 엄청난 축복이다. 이렇게 훌륭한 정보를 준 당신께 감사드린다.

외과의사 리스톤 Liston이 「란세트 Lancet」(1846)에 기고한 글

다른 의과대학에서는 출산하는 여인에게 마취제를 주는 나의 행동이 신의 섭리와 질서에 어긋나며, 따라서 이단적이고 괘씸한 일이라고 비난한다는 사실을 알게 되었다.

산부인과 의사 심프슨 Simpson이 「마취」(1849) 잡지에 기고한 글

사회적 관점에서
건강과 질병을 바라볼 때

──────── ◉ 위생개혁운동, 채드윅과 비예르메

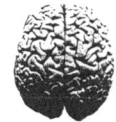

산업화로 인한 도시 위생의 악화

의학은 개인의 건강을 지키기 위해 노력할 뿐 아니라 사회 구성원 전체의 건강을 지키기 위해서도 노력한다. 역사적으로 이러한 노력의 대표 사례가 19세기 유럽에서 일어났던 '위생개혁운동'이다. 산업혁명 이후 생산 기술의 급격한 발달은 생산력의 증가를 가져왔으며 그와 함께 사회 전체의 모습도 크게 변했다.

그중에서 가장 주목할 만한 변화는 인구의 도시 집중 현상이 심화된 것이다. 물론 이전에도 도시에는 농촌에 비해 많은 수의 사람들이 살고 있었다. 전통적으로 정치나 종교의 중심지였던 도시 이외에도 상업 자본주의의 발달로 유럽 여러 지역에 거점이 되는 상업도시들이 발달했다.

큰 시장이 형성된 이러한 도시들에는 많은 사람들이 모여들었다. 그러나 산업혁명 이후에 벌어진 인구의 도시 집중 현상은 이와는 다른 차원에서 진행되었다.

도시에 공장이 세워지면서 많은 노동력이 필요해졌고, 이를 충족시키기 위해 농촌 사람들이 도시로 모여들기 시작했다. 오직 자신의 노동력에 의지해 생계를 유지해야 하는 이들은 공장 노동자와 도시 빈민층을 형성했다. 이들은 좁고 비위생적인 곳에서 집단적으로 거주했는데, 이러한 주거 조건은 전염병의 발병과 전파에 유리한 환경을 제공했다.

그런데 도시빈민 거주지에서 발생한 전염병은 단순히 그 지역에 국한되지 않고 도시의 나머지 부분으로 확산되어 도시 전체, 나아가 그 지역 전체의 안전을 위협하는 지경에 이르렀다. 따라서 불결한 위생환경에서 비롯된 전염병의 관리는 단순히 빈민층에 국한된 문제가 아니라 사회 전체의 안녕을 유지하는 중요한 문제로 대두되었다. 위생개혁운동은 이러한 배경에서 일어났다.

도시 위생의 악화는 산업화와 공업화의 부산물이었다. 때문에 산업화와 공업화가 진전된 곳, 즉 영국과 프랑스에서 도시 위생 문제가 제일 먼저 발생했다. 당시 사회적 차원에서 위생 상태를 개혁하기 위해 노력한 사람으로는 영국의 채드윅Edwin Chadwick(1800~1890)과 프랑스의 비예르메Louis Villermé(1782~1863)가 대표적이다.

영국의 위생개혁운동을 선도한 채드윅

먼저 채드윅에 대해 살펴보자. 영국의 위생개혁운동을 선도한 채드윅은 의사가 아니고 법률가였다. 법률가로서 구빈법救貧法에 관여하던 그는 1842년에 다른 의사들과 함께 『영국 노동 인구의 위생 상태』라는 보고서를 작성하여 발간했다. 그는 이 보고서를 작성하기 위해 의사인 아놋Neil Arnott 박사와 함께 에든버러, 글래스고, 맨체스터, 리즈 등 영국의 여러 도시를 방문했는데, 특히 빈민층의 거주지를 찾아가 그들의 주거환경과

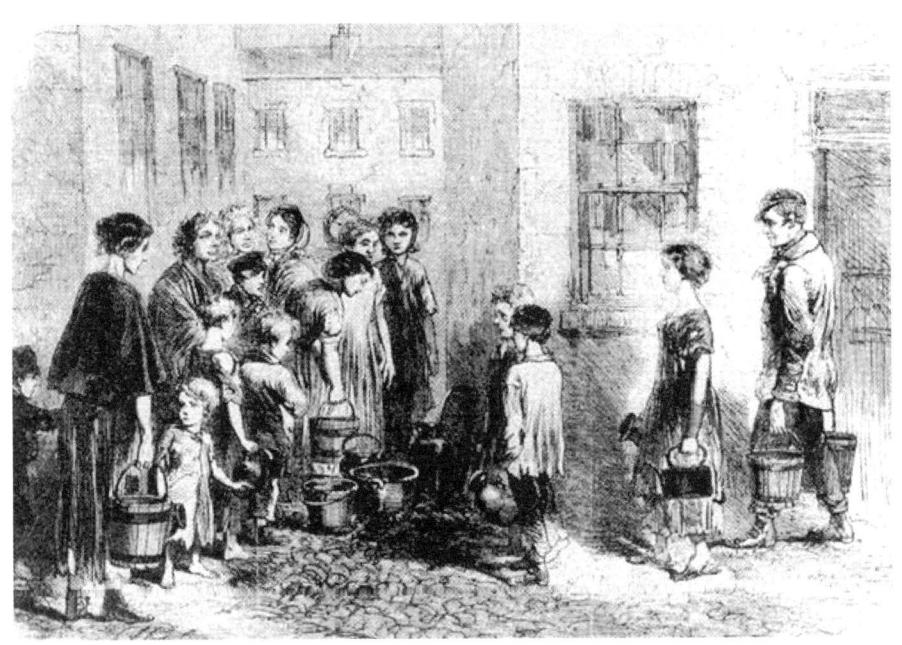

영국 빈민가의 열악한 위생환경 | 산업혁명 이후 형성된 영국 도시 빈민가에서 사람들이 줄을 서서 물을 공급받는 모습이다. 영국의 법률가 채드윅과 프랑스의 의사 비예르메는 사회적 관점에서 건강과 질병 문제에 접근하며 위생개혁을 주창했다.

위생 상태를 직접 확인하고 보충 자료를 통해 실태를 정확히 파악했다. 채드윅은 이 보고서에서 자신들의 작업이 질병이 생겨난 후 이를 치료하는 사후적인 것이 아니라 사전에 예방하는 것임을 다음과 같이 분명히 밝혔다.

"질병이 출현하고 난 이후 그에 대한 치료법을 찾는 모든 탐구를 포기하고 지금 문제가 되고 있는 해악들을 예방하기 위해 이용 가능한 최선의 수단에 대한 정보를 수집하고자 나는 각종 증언과 보고서를 검토했다."

채드윅은 노동자 계급의 위생 상태를 조사할 때 단순히 자신의 눈으로 직접 확인한 일부 사례만을 가지고 평면적으로 파악한 것이 아니라, 당시에 그가 얻을 수 있었던 지역별 사망 원인 통계 같은 수많은 자료를 검토함으로써 입체적으로 파악하고자 했다.

채드윅이 작성한 이 방대한 보고서는 다양한 내용을 담고 있는데, 여기서 그는 특히 다음과 같은 네 가지를 강조했다. 첫 번째, 채드윅은 불량한 위생환경과 상하수 시설의 미비, 과밀 주거환경은 질병과 높은 사망률, 짧은 기대수명과 밀접한 상관관계가 있다고 보았다. 그 증거로 그는 위생적인 작업환경과 생활환경을 제공받은 노동자들은 그렇지 않은 환경의 노동자들에 비해 더 건강하고 오래 산다는 사실을 제시했다.

두 번째는 질병에 걸렸을 때 초래되는 경제적인 비용에 관해 지적했다. 사실 이 보고서를 작성하게 된 1차적인 동기는 바로 이 경제적인 측면 때문이었다. 그러나 보고서를 작성하는 과정에서 이 부분은 축소되고 인도주의적인 측면이 더 중요한 부분을 차지하게 되었다.

세 번째는 빈곤과 나쁜 주거환경이 초래하는 사회적 비용에 관한 것으로, 비위생적인 환경은 개개인의 몸뿐 아니라 사람들의 정신과 관습에도 부정적인 영향을 미친다고 보았다. 열악한 주거환경이 질병뿐 아니라 방종과 도덕적 타락의 원인이 된다고 한 채드윅의 주장은, 가난한 사람들이 처한 비참한 상태를 그들의 개인 성격의 결함으로 돌리고 있었던 중산층의 일반적인 믿음에 정면으로 반하는 것이었다.

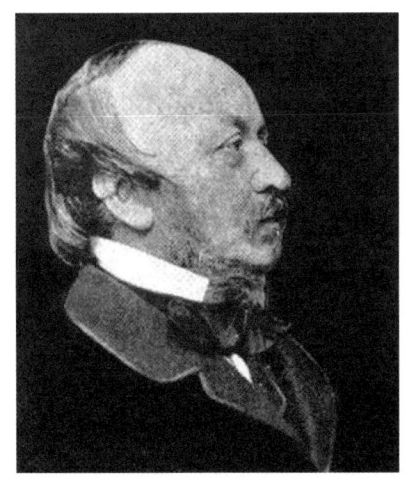

영국의 위생개혁운동을 선도한 채드윅 | 법률가였던 그는 공중보건 문제를 다룰 수 있는 근원적인 제도 장치를 마련하기 위해 단일한 법률의 제정과 일관성 있는 실행이 무엇보다 중요하다고 역설했다.

마지막으로 네 번째는 행정 제도에 관련된 것이다. 그는 현존하는 법률적·행정적 장치들이 그가 직접 보고 파악한 보건상의 문제를 해결하는 데 전혀 도움이 되지 못한다는 사실을 발견했다. 그는 공중보건 문제를 다룰 수 있는 근원적인 제도 장치가 마련되지 않고는 이러한 문제들이 해결될 수 없다는 점을 간파했다. 그리고 이를 위해서는 단일한 법률의 제정과 일관성 있는 실행이 무엇보다 중요하다고 역설했다.

프랑스 공중보건학의 토대를 세운 비예르메

채드윅이 영국의 위생개혁운동을 대표한다면 프랑스의 위생개혁운동을 대표하는 인물은 비예르메이다. 영국과 프랑스의 위생개혁운동은 거시적으로는 공통적인 목표를 추구하면서도 구체적인 이념이나 실천 방식에서는 두 나라의 역사적·문화적 차이를 반영한다.

프랑스 공중보건 모델의 특징은 '과학성의 강조'에 있다. 이러한 특징은 영국에서는 법률가인 채드윅이 위생개혁운동을 대표했던 것과는 달리 프랑스에서는 의사인 비예르메가 위생개혁운동의 대표자로 활동한 사실에서 잘 드러난다. 그리고 이는 파리 임상의학파의 과학적 의학과 당대 프랑스의 실증주의적 전통과도 무관하지 않다. 공중보건 분야에서 과학성의 강조는 통계학의 적극적인 도입으로 나타났다. 의학에서 루이 Pierre Louis(1787~1872)가 통계학을 선구적으로 도입한 것과 같이, 공중보건 분야에서는 비예르메가 통계학을 적극적으로 도입했다. 그는 통계학을 무기 삼아 공중보건 영역에서 통용되던 막연한 이론들을 하나하나 논파하고, 공중보건학의 과학적 토대를 확실하게 세웠다.

18세기 말과 19세기 초에는 질병의 발병 양상과 사망률을 기후와 장소에 연결시켜 설명하는 이른바 기후의학과 지리의학이 유행했다. 이들 의학은 하천과의 근접성, 표고, 바람의 방향, 온도와 습도 등을 중요한 요인으로 거론했다. 그리고 이러한 기준에 따라 건강한 도시와 그렇지 못한 도시를 구별했다. 그런데 비예르메는 각 도시별·지역별 사망률과 질병 통계를 통해, 기후의학적 관점에서 보았을 때 건강한 것으로 평가

되는 지역 거주자의 유병률과 사망률이 건강하지 못한 것으로 평가되는 지역보다 더 높은 경우도 적지 않다는 사실을 밝혀냈다.

한편 1820년에는 가난과 풍요가 사망이나 질병에 미치는 영향에 대해 두 개의 이론이 서로 대립하고 있었다. 한쪽에서는 문명의 진보와 그 결과인 풍요가 인간을 건강하게 만든다고 생각한 반면, 루소적 자연주의의 입장에 선 이들은 문명의 진보는 곧 타락이므로 물질적 풍요로 인한 안락함은 인간을 무기력하게 만들어 오히려 건강을 해친다고 주장했다. 이와 같은 양측 의견의 팽팽한 대립은 비예르메가 빈민 거주지역의 사망률이 중산층 거주지역의 사망률보다 월등히 높다는 객관적 통계를 제시함으로써 자연스럽게 해소되었다.

프랑스 공중보건의 특징은 '과학성의 강조' 뿐 아니라 중앙집권적 행정기구를 통해 필요한 조치들이 취해질 수 있다는 데 있었다. 이것은 일찍부터 발달한 프랑스의 중앙집권적 관료 조직 덕분에 가능했는데, 여기에 영감을 받은 채드윅은 이를 영국에도 도입하려고 했다. 하지만 지방분권적 성향이 강했던 영국에서는 이러한 방법을 받아들이기 힘들었다. 또한 영국에서는 공중보건의 문제를 사회정책적 차원에서 접근했던 반면, 프랑스에서는 사회 전체의 의료화를 통해 접근했다.

그러나 영국과 프랑스의 위생개혁운동이 보여주는 이런 차이점에도 불구하고 산업혁명 이후의 달라진 사회환경은 산업화를 겪고 있는 모든 사회에 공통적으로 이전의 개인 중심적 접근 방법과는 구별되는 새로운 접근 방법, 즉 사회적인 관점에서 건강과 질병의 문제에 접근하기를 요구했다.

●●●● Special Tip

19세기 산업화의 그늘

■

　공인된 행정 구역 내에서 시행할 수 있는 1차적이고 가장 중요한, 동시에 가장 실용적인 조치는 생활 쓰레기와 거리의 쓰레기를 제거하는 것, 그리고 배수와 상수 공급을 개선시키는 것이다. 거리에서 썩어가는 쓰레기를 즉시 제거하지 못하게 만드는 가장 큰 장애물은 비용 문제인데, 이는 성가시게 하는 일꾼들의 임금과 쓰레기를 수레로 운반하는 데 드는 비용이다. 이 비용은 물을 사용해 저절로 쓰레기를 제거할 수 있는, 개선되고 값싼 하수구와 배수구를 사용하면 12분의 1이나 13분의 1 정도로 줄일 수 있다. 물에 뜬 쓰레기는 아주 값싼 비용으로도 무해하게 도시 바깥으로 멀리 운반할 수 있으며, 자연 하천의 오염도 막을 수 있다.

채드윅, 『영국 노동 인구의 위생 상태』(1842)

　대형 작업장에는 다음과 같은 세 가지 좋지 않은 관습이 있다. ❶ 남녀의 뒤섞임 ❷ 어린이에게는 지나치게 긴 노동시간 ❸ 일부 공장주가 노동자들에게 가불 형태로 급여를 빌려주는 것 등이다. 첫 번째 관습은 풍속을 타락시키고, 두 번째 관습은 건강을 해치고, 세 번째 관습은 빈곤을 낳으며, 이 세 가지가 대중의 정신을 파괴한다. 입법을 통해 충분히 보장받지 못하더라도 대형 작업장에서 남자와 여자를 주의 깊게 분리시키고, 나이에 따라 어린이에게 부과할 수 있는 하루 최대 노동시간을 정해주며, 공장주가 노동자에게 돈을 빌려줄 때 일정액을 넘어서면 그 이상의 액수에 대해서는 채권을 인정해주지 않는 운영 규칙을 시행하는 것만으로도 도처에서 일어나는 개탄할 만한 해악을 종식시킬 수 있다.

비예르메, 『노동자들의 육체적·정신적 상태에 대한 보고』(1840)

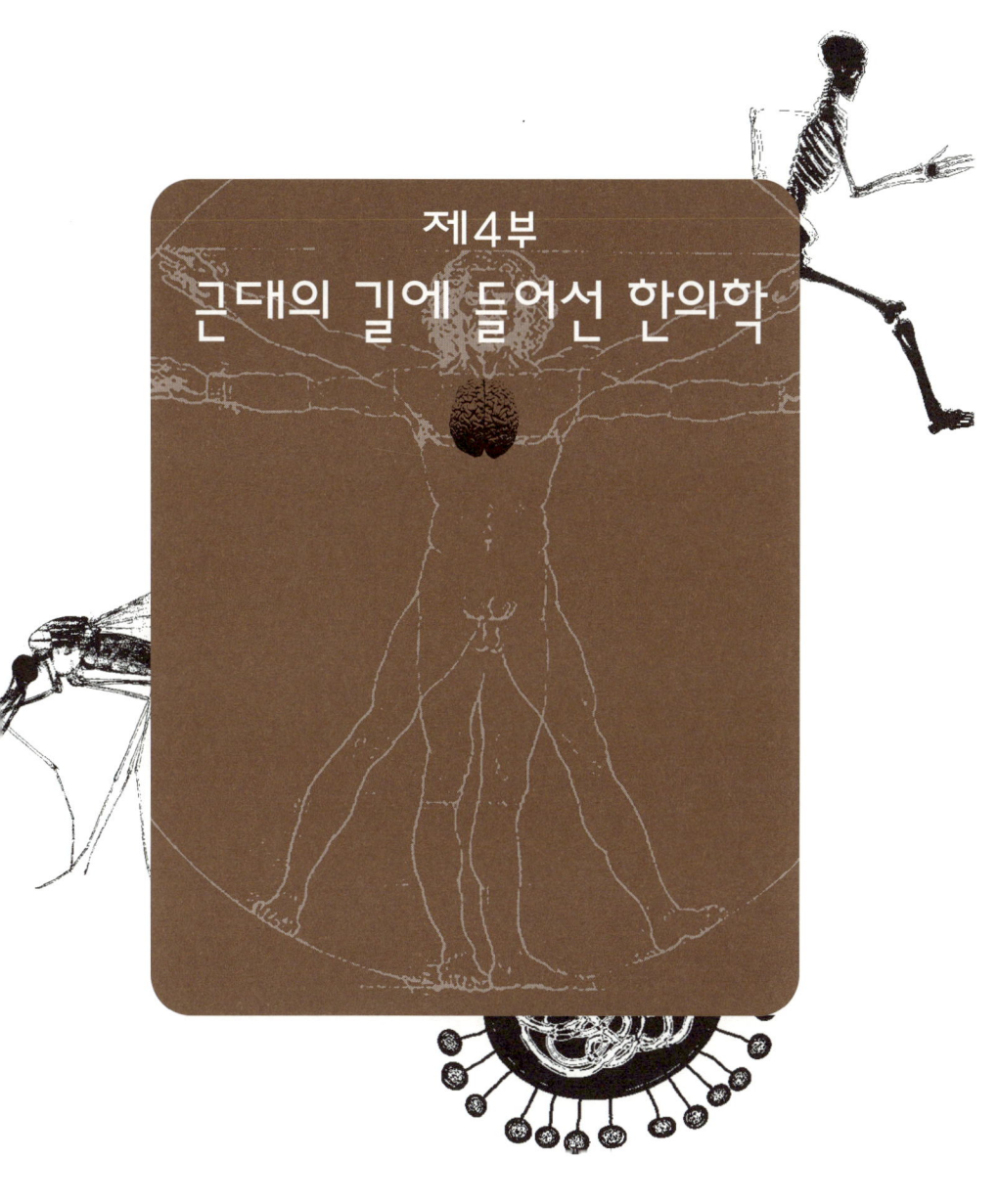

제4부
근대의 길에 들어선 한의학

한국 고유 의학의 등장
―――――― ◉ 이제마의 사상의학

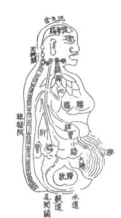

기존 의학계의 틀을 벗어난 파격성

1939년 조선일보사에서는 한국 역사에서 걸출한 위인을 간추려 소개한 『조선명인전』을 출간했다. 이 책에 선정된 위인은 총 98명이었는데, 여기에는 이제마李濟馬(1837~1900)가 을지문덕·세종대왕·이순신·장영실 등과 함께 당당히 등재되어 있다. 개항 이후의 인물로는 그가 유일했으며, 의학 분야의 인물로는 그를 제외하면 허준만이 있었을 뿐이다. 이 책의 출간은 이제마를 한의학계의 울타리를 넘어 조선의 문화를 대표하는 인물로 우뚝 서게 한 결정적인 계기가 되었다. 사후 50년도 채 되지 않아 이런 평가를 받게 된 것은 흔치 않은 일이었다. 이 책 이후 이제마는 홍이섭의 『조선과학사』, 최남선의 『조선상식문답』과 같은 책에서 한국과학사를 대표하는 중요한 인물로 확고히 자리를 잡았다. 이제마에 대한 이런 평가는 오늘날까지도 지속되고 있다.

『조선명인전』에서 이제마의 전기를 쓴 인물은 이능화李能和였다. 이능화는 『조선불교통사』, 『조선무속고』, 『조선해어화사朝鮮解語花史』 등의 저작을 통해 당시 한국을 대표하는 국학자로 평가받고 있었다. 이능화는 이제마와 개인적인 친분이 있었다. 이제마가 고향 함흥을 떠나 서울에 머물 때 이능화의 집에서 '사상의학四象醫學'을 연구했던 것이다. 이 당시 이제마는 자신은 사상인四象人 가운데 태양인太陽人이라 했으며, 이능화를 소양인少陽人으로 판정하면서 그의 병을 고쳐주기도 했다. 이렇듯 이제마를 잘 알고 있었기 때문에 이능화는 매우 상세하게, 또 흥미롭게 그의 의술과 학문의 세계를 서술할 수 있었다. 이능화는 이제마의 사상의학에 대해 "그 이치가 지극히 묘하고 그 효력이 신과 같아 가히 전 사람들이 발명치 못한 바를 발명한 것"이라 칭송했다.

동아시아에서 한의학이 탄생한 뒤 수많은 학설이 나왔지만, 이제마의 사상의학은 그중에서도 매우 독특한 것이었다. 그것의 독창성을 평가하기 위해서는 우선 한의학 체계의 특성을 간략히 살펴볼 필요가 있다. 한·중·일을 비롯한 동아시아의 한의학은 기본적으로 인체와 자연의 '기'를 중심으로 한 의학체계이다. 그 기의 운용은 음기와 양기로 나뉘어 파악되며, 목·화·토·금·수 등 오행으로 일컬어지는 기의 상태로 변화하는 것을 가정한다. 이른바 음양오행의 의학이다. 한의학은 이 음양오행을 바탕으로 몸의 상태를 다루는 생리학, 병을 다루는 병리학, 병을 알아내는 진단학, 병을 고치기 위한 치료학, 약물을 다루는 약리학 등을 발전시켜왔다. 동아시아 의학체계를 수놓은 수많은 학설과 논쟁은 대체로 이 음양오행 개념을 그대로 인정하는 틀 안에서 이루어졌다.

하지만 이제마는 동아시아 의학 역사상 처음으로 오행에 따른 오장육부의 개념을 따르지 않고 오행 대신에 사상을, 오장육부 대신에 사장사부四臟四腑를 중심으로 한 학설을 내놓았으니, 그 파격성이란 능히 짐작하고도 남는다.

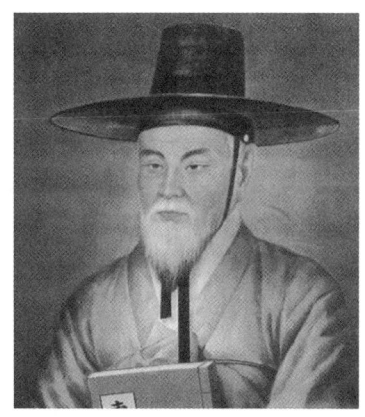

사상의학을 창시한 이제마 | 이제마의 사상의학은 사람을 네 가지 유형으로 나누면서 각 유형에 따라 병을 앓는 것이 다르기 때문에 병을 고치는 방법도 달리해야 한다고 주장했다.

이보다 더 놀랄 만한 부분이 있는데, 환자와 병에 접근해 들어가는 방법에 대한 인식을 바꾼 점이 바로 그것이다. 기존 동아시아 의학은 일관되게 환자의 병증을 살펴 음양·한열·허실·표리를 따진 다음 병을 고쳤다. 여기서는 환자 개개인의 차이보다는 병증의 유사함과 다름이 우선시된다. 그런데 이제마의 사상의학은 사람을 네 가지 유형으로 나누면서, 각 유형에 따라 병을 앓는 것이 다르며, 당연히 병을 고쳐가는 방법도 달리해야 한다고 주장했다. 증상보다 환자의 유형을 앞세운 것이다. 이제마는 비록 증상이 같다 해도 사람의 유형이 다르면 다른 약을 써야 한다고 주장했다.

물론 고대 한의학을 대표하는 『황제내경』에서도 25가지 인간의 유형을 나눈 바 있지만, 그러한 시도는 이후 동아시아 의학계에서 주목을 받지 못했다. 이와 달리 이제마는 사상인의 개념을 내놓았고, 그것을 사장사부의 생리학·병리학·약물학을 포함한 정교한 이론체계로 만들었다. 이제마는 수많은 환자를 치료하면서 이런 의학의 뼈대를 세웠다. 그는 "오늘까지 관찰한 결과 한 고을에 사람 수가 1만이라 하고 대략 논한다면, 태음인太陰人이 5천 명이고, 소양인이 3천 명이며, 소음인少陰人이 2천 명이다. 태양인의 수는 매우 적어서 한 고을에 3, 4명 내지 10명에 불과하다"라고 했다. 이런 언급은 그가 사상인의 학설을 내놓기 위해 얼마나 넓은 규모에서 관찰했는지를 보여준다.

조선 의학의 마지막을 찬란하게 빛내다

이제 사상의학의 개요를 말할 차례이다. 사상의학에서는 사람의 유형을 네 가지 사상인(태양인·소양인·태음인·소음인)으로 나누며, 각 유형에 따라 네 장부(간장·비장·폐장·신장)의 허실이 상대적으로 작용한다고 본다. 만일 허한 것이 더욱 허하거나 실한 것이 더욱 실할 때 병으로 나타나며, 이때 장부의 소小는 실하거나 허한 것을, 장부의 태太는 더욱 실하거나 허한 것을 표현한다. 폐의 기운이 크고 간의 기운이 작은 肺大肝小 유형이 태양인이며, 비장의 기운이 크고 신장의 기운이 작은 脾大腎小 유형은 소양인이다. 태음인은 간의 기운이 크고 폐의 기운이 작은 肝大肺小 사람이며, 소음인은 신장의 기운이 크고 비장의 기운이 작은 腎大脾小 사람을 가리킨다.

그렇다면 어떻게 사상인을 구별할 수 있을까? 이제마는 자신이 관찰한 바를 토대로 사람의 체형과 성격, 자주 앓는 증상에 따른 사상인 감별법을 제시했다. 일례로 태양인의 몸의 모습을 보면 내민 이마의 기세가 웅장하고, 성질은 활발하며 또 과단성이 있고, 제대로 잘 걷지 못하거나 먹으면 토하는 증상에 잘 걸린다고 했다.

사상의학은 마치 몸의 체질을 감별하는 것인 양 인식되는 경우가 흔하다. 하지만 이는 잘못된 것이다. 이제마는 의학 그 자체보다 도덕과 수양을 더욱 중시했다. 어

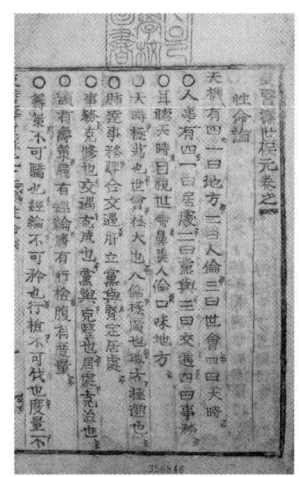

동의수세보원 | 사상의학의 정수를 담은 책으로, 중국 의학과 구별되는 조선적인 의학 전통을 담고 있다. 서울대학교 규장각 소장.

찌 보면 그는 윤리적인 의학의 체계를 세웠다고 말할 수 있다. 그가 말한 사상인은, 심지어 태양인까지 포함해서 모두 완성체가 아니다. 그는 오직 인격적 완성체로서 성인聖人의 존재를 가정했는데, 성인이란 기의 편벽됨이 전혀 없는 인물로 사심에 치우치지 않은 공자와 맹자 같은 존재이다. 현실세계에서는 이런 성인이 거의 없고, 단지 기가 치우친 존재인 태양인·소양인·태음인·소음인만 있을 뿐이다. 이들 사상인은 각각 비루하거나, 천박하거나, 탐욕스럽거나, 게으른 천성을 지녔다. 이런 성질 때문에 병의 증상이 각기 달리 나타나는 것이다. 따라서 병이 생겼을 때 그 증상을 바로잡는 것이 급한 처치이기는 하지만, 본래 타고난 그릇된 성질을 바로잡을 수 있도록 천성의 단점을 수양하는 것이 궁극적인 치료

법인 셈이다.

동아시아 의학의 역사를 통틀어 봤을 때 이제마의 사상의학은 매우 독특한 의학체계이다. 하지만 이런 의학체계가 등장하게 된 토대와 토양은 한의학과 유학의 전통에 있다. 이제마는 장중경의 『상한론』 등을 연구하면서 사상인의 실마리를 잡았고, 『동의보감』을 통해 동아시아 의학 전반의 윤곽을 학습하면서 한의학 전통의 핵심을 이해하는 한편, 미진한 부분을 알아내고 그것을 사상의학으로 정립했다고 말했다. 그는 고대의 유학을 열심히 파고들었기 때문에 단순한 기술에 머물지 않고 심오한 철학적 기반을 가진 의학을 창안할 수 있었다.

인간이 어떻게 살아야 하고, 인간의 몸은 어떠한 것이며, 수양을 통해 어떻게 완성해갈 것인가? 이제마는 이런 의문을 그가 임상에서 겪은 수많은 경험과 결합시켰다. 그 결과물이 사상의학의 정수를 담은 『동의수세보원東醫壽世保元』(1894년 탈고, 1901년 출간)이다. 최남선은 이를 가리켜 "조선 의학의 마지막 부분을 찬란하게 빛낸 불꽃"이라고 표현했다. 이 책은 또한 근대 민족주의 시대에 한국 의학의 새로운 희망으로 떠오르기도 했다.

● ● ● ● Special Tip

사상의학에 대한 한의학계의 시각

■

　　이제마라면 사상의四象醫를 연상하고, 사상의라면 곧 이제마가 머리에 떠오른다. 동무東武 이제마는 조선이 낳은 큰 한의학자. 중국서 온 것은 무엇이든지 그대로 맹종묵수盲從墨水하는 통폐를 가진 조선의 학자 가운데 색채를 달리하여 자기의 독자적인 의학적 견해를 가지고 전인미답의 지地를 개척하여 당당히 신의설新醫說을 제창한 것은, 우리가 깊이 공에게 경의를 표하는 동시에 조선의 한의학을 위하여 경하할 일이다. …… 인인각상人人各象인 무한대의 차별상을 가진 사람의 체질을 이 네 가지 형에 맞추려 하는 데 다소 무리가 있지 않을까 하는 생각이 나며, 이 문제는 우리가 다시 다음에 신중히 비판 검토할 일이라고 생각한다. 다만 이 학설이 우리 조선서 창론된 것인 만큼 조선의 한의학을 논하는 자로서 상식으로라도 우선 이 사상론이 있다는 것을 알아두지 않을 수 없으니, 다음에 비교적 그 요긴한 듯한 점을 초록 소개하려 한다. 필자 역시 사상론의 진수를 파악하지 못하였기 때문에 원문에 대한 해실을 부칠 능력이 조금도 없고, 그린 분이 속히 나오기를 길밍하는 바이다.

해산생海山生,「이제마사상의론초록」,『동양의약 1』(1935)

＊해산생은 1935년 당대 한의계 최고의 논객 조헌영을 말한다. 그는 와세다대학 영문과 출신으로 신간회의 주축 멤버였으며, 1930년대 중·후반 식민지 조선 사회에 통속 한의학 바람을 일으

킨 장본인이다. 그는 1935년에 잡지 『동양의약』의 창간을 주도했는데, 그 창간호에서 사상의학을 '민족주의적인 시각'으로 해석했다.

조헌영은 사상의학설의 절대성에 의문을 제기하며 다소 비판적인 입장을 나타냈다. 그는 사상의학설의 진리성보다는 조선인이 제기한 독특한 의학체계라는 점에서 이를 수용했다. 조헌영의 이러한 주장은 사상의학에 대해 거부감을 갖고 있는 다수의 조선인 한의사를 겨냥한 것으로 보인다. 사상의학에 대한 거부감은 지면에서 공론화되지는 않았지만 매우 광범위하게 퍼져 있었다. 그들은 사상의학을 '의학의 이단'으로 평가했다. 따라서 '상식'을 내세운 조헌영의 담론에는 "그것이 설사 학문의 이단일지라도 조선인으로서 조선인의 의학적 업적을 일부러 외면할 수 있느냐"라는 비수가 숨어 있다.

알렌과 지석영 뒤에 숨은
제국주의의 메스

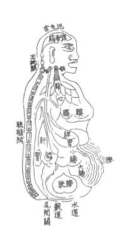

● 서양 근대의학의 수입

서양 의학 도입에 관한 두 개의 신화

"알렌은 지금 자기 앞에 이 나라의 거물 인사, 보수당의 거두가 누워 있고, 그가 생사의 지척에서 헤매고 있다는 사실을 보았다. 알렌은 수술용 가방을 열었다. 이 수술이 반드시 성공할 것이고, 기독교와 진보는 그 빛나는 성공의 결실로 이 나라에서 그 꽃을 피우고 열매를 맺게 될 것을 믿고 하나님께 맡겼다. 이 극적인 장면은 한국의 근대사에서 그 서사시로서나 시나리오에서 상상할 수도 없는 묵시록적 의미를 가지고 있었다. 과학과 기독교, 그리고 미국의 이상이 한국에 그 피와 골수 속에서 새 활력을 환기시키는 역사의 동력으로 환영받기 시작한 때의 모습이 이러했다. 이것은 우리나라에서 지금껏 실시되어 오던 어떠한 한방 치료와는 전혀 다른 형태의 의술이었다." ─ 민경배, 『알렌의 선교와 근대한미외교』, 연세대학교 출판부, 1991.

"이런 비과학적인 분위기에서 홀로 빛을 떨친 것은 이조 말 '조선의 제너' 라 불리는 송촌松村 지석영 선생이다. 그는 일찍이 종두법種痘法에 관심을 가지고 과학적으로 논술된 책을 입수하여 감명 깊게 읽었으며, 1779년 겨울 부산에 가서 일본 해군 군의軍醫 도쓰카戶塚 씨에게 종두의 핵심을 배워 이를 각도에 전파하여 조선 민중을 천연두의 참해에서 구하려고 했다. 하지만 종두의 과학적 효과를 전혀 이해하지 못했던 민중은 도리어 이를 외국의 마술, 사법邪法으로 간주하여 심하게 배척했다. 그러나 서서히 팔도의 문화도 날로 그 면목이 쇄신하여 지난날에 사술邪術로 매도되었던 종두법이 이제는 하늘이 내린 복음으로 이해되어 모든 도가 그 혜택을 받기에 이르렀는데, 이는 오로지 지 선생의 피땀 어린 노력과 고군분투에 힘입은 것이라 생각한다."—시게무라 기이치重村義一, 「조선의 정신적 과학자, 지석영 선생」, 『조선동포의 빛朝鮮同胞の光』, 1934.(시게무라 기이치는 조선총독부 과학관장 겸 해군 소장이었다.)

현대 한국에는 서양 의학의 도입과 관련된 두 개의 신화가 있다. 하나는 '알렌Horace Allen(1858~1932) 신화'이다. 앞의 첫 번째 인용문은 바로 이 '알렌 신화'를 말하고 있다. 이 신화는 '알렌과 미국 기독교 선교사가 조선에 서양 의학을 가져다주고 그것이 이후 한국 의학의 뿌리가 되었다' 라는 내용으로 이루어져 있다. 미국과 기독교의 근대적 은총을 핵심으로 하는 '알렌 신화'는 후대 한국의 교회사 연구자들이 알렌의 일기와 자서전을 바탕으로 만들어낸 것이다.

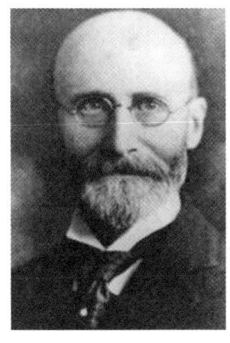 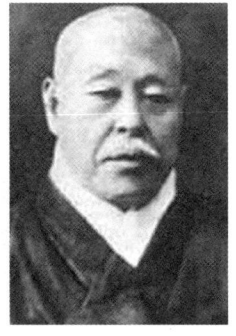

알렌과 지석영 | 서양 의학의 수입은 개인과 국가의 근대적 과제를 해결해주는 선물인 동시에 제국주의적 지배를 위한 통치 수단이기도 했다. 알렌(왼쪽)의 외과술과 지석영(오른쪽)의 위생학은 이 두 측면을 동시에 지니고 있었다.

다른 하나는 두 번째 인용문에 언급된 '지석영池錫永(1855~1935) 신화'이다. 이 신화는 '조선인 지석영이 일본의 도움을 받아 조선 최초로 우두법을 익혀 전국에 퍼뜨렸다' 라는 내용이다. '지석영 신화'는 1928년 식민지 조선의 일본인 통치자가 '조선의 우두법 도입' 50주년을 기념하기 위해 만들어냈다. 이는 일본이 조선의 우두법 도입에 결정적인 조력을 한 사실을 부각시켜, 식민지 통치의 정당화를 선전하기 위한 것이었다.

이 두 신화는 개항 이후 조선의 서양 의학 수입에 대해 세 가지 편향된 시각을 만들었다. 서양 의학을 좁은 의미의 병원과 우두법 정도로만 국한시킨다는 점이 그 첫 번째고, 서양 의학의 수입이 몇몇 특정 인물의 희생으로 이룩된 것처럼 여기게 만든다는 점이 두 번째다. 그리고 당시 조선 정부의 무능을 부각시킴으로써, 일본 군진의료나 미국 선교의료의 제국주의적인 동기를 감춘다는 점이 그 세 번째라 하겠다.

조선 정부와 제국주의의 동상이몽

사실 개항 이후 서양 의학의 수입은 인구를 늘리고 군대를 강화하는 절대적인 국가의 과제와 관련이 있었다. 인구를 늘리거나 전투력을 향상하기 위해서는 서양의 위생학과 외과술의 도입, 그것을 기반으로 하는 국가 보건의료의 조직이 필요했다. 알렌과 지석영의 활동은 모두 이런 네트워크 안에서 이루어진 것이다.

알렌의 국내 입국은 김옥균의 병원 설립 구상과 관련되었으며, 1885년 제중원濟衆院(한국 최초의 서양식 국립의료기관)의 설립 또한 조선 정부의 서양 병원 건립과 관련이 있었다. 알렌과 미 선교회에서는 이런 의도에 맞춰 조선 정부에 도움을 주고 일정한 영향력을 확보했다. 지석영이 1882년 신사유람단의 수행원으로 일본에 가게 된 것 역시 김옥균의 배려였으며, 1885년 우두교수관 자격으로 우두법을 교육시키고 시술했던 것도 조선 정부의 우두 행정의 일환이었다. 따라서 알렌과 지석영 모두 백지 상태에서 제중원의 건립을 이끌어내고 우두법 제도를 정착시킨 것이 아니었다.

개항 이후 조선에서는 근대화를 위한 정부의 의료 활동과 제국주의적 의료 활동이 일방적인 것이 아니었다. 제국주의적 보건의료가 조선인과 조선 정부를 맘대로 휘두른 것이 아니었고, 외국의 선진 의료가 액면 그대로 조선 근대화의 자양으로 흡수된 것도 아니었다. 이 둘은 서로의 이해득실에 따라 결합하거나 절충하는 모습을 띠었다.

제중원의 경우에도 조선 정부의 경제적 이익에 대한 열망과 선교회의

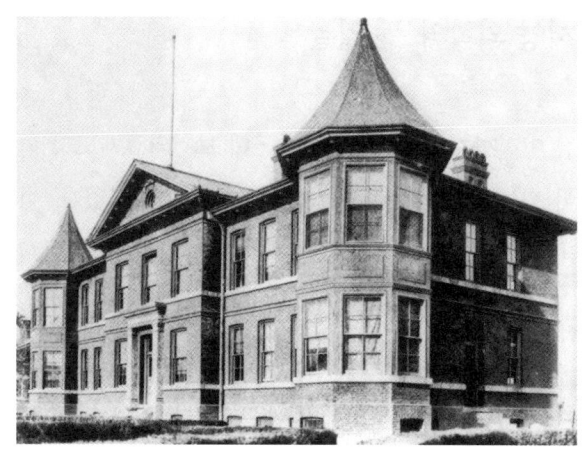

신축한 세브란스병원 | 세브란스의 희사로 1904년 남문 밖 복숭아골에 제중원을 새로 신축했는데 그 병원이 바로 지금의 세브란스병원이다.

기독교 포교를 위한 열망이 부합되어 탄생한 것이다. 그러던 것이 1894년 선교회 초기의 목적이 달성되자 둘은 결별을 한다. 우두법의 경우, 1879년 지석영의 우두법 학습부터 시작해서 1897년 후루키古城梅溪의 '종두의 양성소' 운영 때까지 일본은 조선 정부에 대해 기술과 교육 지원을 아끼지 않았다. 하지만 조선을 준식민지로 만든 이후에는 조선의 보건의료를 틀어지고 식민지 경영을 위한 형태로 재편했다. 즉 조선 정부가 주체적 능력이 있었을 때에는 미 선교회와 일본 제국주의 보건의료일지라도 정부 활동의 보조적인 기능으로 담아낼 수 있었다. 그러나 반대의 경우는 달랐다. 미 선교회는 곧바로 독자적인 활동에 나섰으며, 일본은 조선을 식민지로 만든 후 자신이 주체로 올라섰다.

조선에 들어온 서양 의학의 두 얼굴

개항 이후 일제 강점 이전까지 이른바 서양식 근대 보건의료제도가 확립되었으며, 그 기반이 되는 서양 위생학과 의학의 학습이 뒤따랐다. 이제는 알렌이나 지석영의 활동 정도가 아닌, 전면적인 상황이었다. 적어도 법적·형식적으로는 서구의 보건의료 체제와 별반 다르지 않은 정도였다. 갑신정변(1884) 이후 우두법 실시, 제중원 운영, 검역 실시라는 세 분야의 시험 운영 단계를 거쳐 갑오개혁(1894) 때에는 전면적인 서양식 보건의료제도로 바뀌었다. 천 년 이상 지속돼온 봉건적인 제도가 붕괴되고 오늘날과 유사한 제도가 만들어진 것이다. 대한제국이 들어선 뒤에는 보건·의료·의약 관련 부문의 법제화가 이루어졌으며, 의학교가 설치되어 본격적으로 인력 양성에 들어갔다.

그러나 개항 이후 서양 의학이 도입되는 상황에 대해 정리를 해보면, 조선 정부 활동의 한계와 제국주의적 의료의 문제점을 지적할 수 있다. 조선 정부의 서양 치료술과 우두법의 도입은, 일본과 같이 근대화에 성공한 나라와 비교해볼 때, 너무나 소극적이고 철저하지 못했다. 공고한 국가 제도의 확립과 보건의료 활동을 할 수 있는 인력 재생산 구조의 확립을 목표로 하지 못한 채 임시방편적인 데 지나지 않았다. 조선의 지배층은 과학이 필요하다는 인식을 하긴 했지만 과학 활동의 본질에 대해서는 거의 무지했다. 보건의료를 근대화하려고 했지만 그것을 안정적으로 펼칠 만큼 권력이 안정적이지 못했다.

미국이나 일본이 펼친 보건의료가 상대적으로 넓은 공간을 차지했던

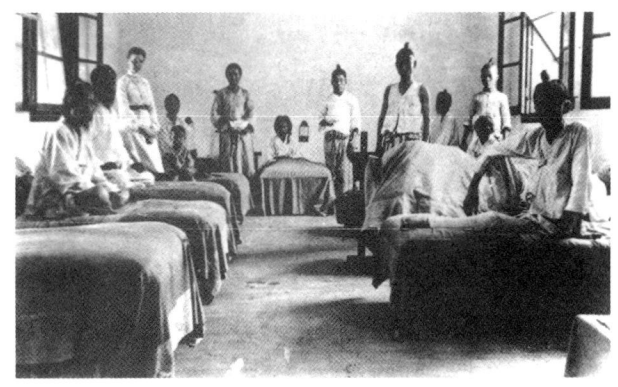

선교병원의 조선인 환자들 | 미 선교회의 의료 활동은 조선인의 기독교 개종과 미국의 영향력 확대에 중요한 역할을 했다. 20세기 전후의 성누가병원.

것은 이런 조선 정부의 한계 때문이었다. 하지만 이런 한계가 제국주의적 보건의료 활동의 모든 것을 정당화시켜 주지는 않는다. 미 선교회의 의료 활동은 인도주의적 박애정신의 실천이라는 측면 외에도 조선인의 기독교 개종과 미국의 영향력 확대를 중요한 목표로 삼았기 때문이다. 일본의 보건의료 활동 또한 제국주의적 지배를 현실화하는 수단으로 이용되다가 결국에는 식민통치의 탄압 수단으로 활용되었다.

　서양의 위생학과 의학은 개인 차원에서는 삶의 질을 개선시키고 수명을 연장시키며, 국가 차원에서는 인구를 늘리고 강병을 이룩케 하는 대단한 선물임에 틀림없었다. 하지만 동시에 제국주의적 지배를 원활케 하는 효과적인 권력의 수단이기도 했다. 지석영의 위생학과 알렌의 외과술은 이 두 측면을 동시에 지니고 있었다.

위생경찰,
식민지 조선의 **통치 기반**

──────── ● 일제강점기의 위생경찰

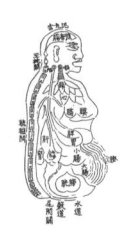

인구 성장이 근대화의 증거라고?

　요즈음 학계 일각에서는 일제강점기를 재평가하는 작업이 활발하게 이루어지고 있다. 그중 일부는 일본이 통치하던 일제강점기에 경제 성장이 이루어졌다거나 근대화가 상당 정도 이루어졌다고 주장하며 그 대표적인 근거로 사망률 감소와 인구 증가를 들고 있다. 대체로 일본의 식민통치 기간에 사망률은 크게 감소했으며 조선인의 인구는 크게 증가했다. 일본의 식민통치 35년간 조선인의 인구는 무려 천만 명 이상 늘었다.
　이처럼 인구가 크게 증가한 까닭은 출생률이 상당히 높은 수준에서 유지되다가 완만하게 낮아진 반면, 사망률이 상대적으로 급격하게 낮아졌기 때문이다. 일제강점기 동안 갓 태어난 아이의 평균여명餘命이 1906~

1911년 남아 22.6살, 여아 24.4살이던 것이 1942년에는 남아 42.8살, 여아 47.0살로 늘어났다. 이렇듯 평균여명이 크게 늘어난 데는 영유아 사망률의 감소가 가장 크게 기여했다. 영유아 사망률은 1932년 100명당 18.7명이던 것이, 1935년에는 16.1명, 1938년에는 12.5명으로 떨어진 것으로 추계된다. 일제강점기 이전에 두드러진 인구 변화가 없었음을 고려할 때, 이러한 변화가 얼마나 대단한 것인가는 의문의 여지가 없다.

그렇지만 이런 양적인 지표를 곧바로 근대의 선물인 양 해석한다면 지나친 비약이다. 우리는 20세기 하반세기에 파키스탄과 방글라데시 등 저개발 국가에서도 놀라운 인구 증가가 있었음을 잘 알고 있다. 여러 요인이 복합적으로 작용했겠지만, 대다수 학자들은 이들 국가에서의 인구 증가가 영양·교육·주거·경제 상황의 개선과 같은 삶의 질 개선이 주요 요인이기보다는 감염병을 관리할 수 있는 위생 테크놀로지에 힘입은 것으로 본다.

서양 선진국의 경우 18세기 이후의 인구 증가는 경제 성장과 영양·주거 상태의 개선으로 인한 사망률 감소 때문이며, 19세기 중반 이후에는 공중보건의 발달이 거기에 더욱 긍정적인 요인으로 작용했다. 20세기 후진국의 경우에는 뚜렷한 경제 성장과 그 효과 없이도 사망률 감소와 인구 증가 현상이 나타났다. 식민지 조선에도 인구 성장에 대한 이런 후진국 모델이 적용될 수 있다.

식민지 조선의 통치 수단, 위생경찰

경찰이 위생을 담당하는 '위생경찰'의 연원은 18세기 후반에서 20세기 초반 오스트리아와 독일의 '의사경찰'로 거슬러 올라간다. 이 의사경찰은 오스트리아 의사 볼프강 토마스 라우Wolfgang Tomas Lau가 처음 창안했으며, 이후 요한 페터 프랑크Johann Peter Frank, 안톤 마이Anton Mei가 이 개념을 더욱 정교하게 다듬었다. 의사경찰이란 말에서 '경찰' 개념은 매우 폭넓은 것으로, 국가의 국민에 대한 가부장적인 배려 일반을 포

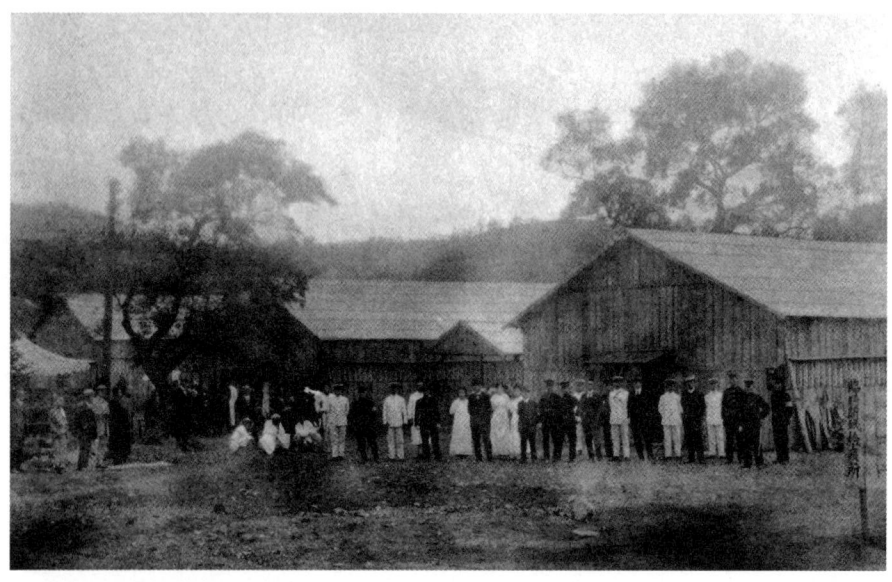

콜레라 검역에 참여한 일본인 경찰과 헌병 | 보건의료 행정과 학술적인 측면에서 독일의 영향을 많이 받은 일본은 의사경찰제를 도입해 위생경찰제도를 만들고, 식민지 조선의 모든 위생 사무를 경찰이 장악하도록 했다. 조선총독부, 『다이쇼 8년(1919) 호열자병 방역지』에서.

괄한다.

유럽 대륙, 특히 절대군주제인 독일에서는 지배자와 피지배자의 관계를 부자父子의 관계로 파악하면서, 이런 가부장적인 이념에 따라 국가가 신민의 건강을 돌봐야 한다는 생각이 싹텄다. 프랑크는 그러한 돌봄이 경찰 활동을 통해 실현될 수 있다고 주장하면서, 아홉 권으로 된 『완전한 의사경찰 체계』라는 저작을 썼다. 이 책에는 출산·임신·결혼 문제, 영유아 건강 문제, 식품 위생과 의복, 오락, 주거 및 환경 문제, 사고 예방, 인구 동태, 군진의학, 성병, 병원, 전염병의 문제가 모두 망라되어 있었다. 이후 마이는 주택, 대기 보존, 식품 위생, 의복 위생, 산업보건, 모자보건 등을 관리하는 종합적인 의사경찰 보건법안을 제시했다. 독일에서는 19세기 말까지 법에 따라 공무원들이 공중보건 행정 업무를 수행했다.

19세기 말 일본은 위생경찰의 개념을 수입해 국가 중심의, 경찰 중심의 위생 체제를 받아들였다. 일본은 의사경찰이라는 이름 대신 위생경찰이라는 말을 썼으며, 이들은 보건, 의료, 방역에 관한 모든 사무를 담당했다. 조선은 일본을 통해 이 위생경찰 개념을 도입했다. 최초의 위생경찰 도입 시도는 1882년에 있었다. 이 해에 김옥균이 『치도약론治道略論』을 저술했고, 이듬해 박영효는 그것에 입각해서 길 닦는 사업을 실시했다. 당시 김옥균은 "도로변의 불결을 없애 전염병을 예방하고, 소독된 분뇨를 활용해 농업생산성을 높이며, 교통을 편리하게 하여 물류 유통을 증대시키자"라는 논리를 펼쳤으며, 거리 청결에 대한 감시와 처벌을 신제도인 경찰에 맡겨야 한다고 주장했다. 하지만 이 치도사업은 반대 세력의 반발로 3개월 만에 단명했다. 1894년 갑오개혁 이후 내무대신이 된 박영효

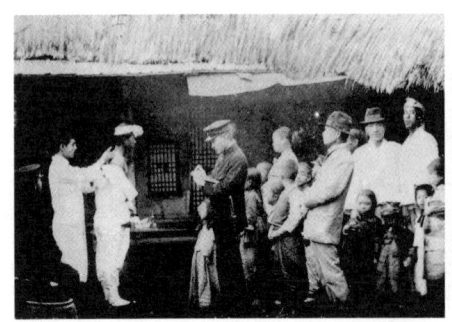
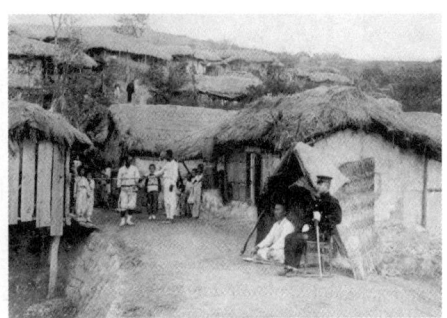

콜레라 예방접종을 실시하는 위생경찰 | 콜레라 예방접종이 본격적으로 시작된 1920년 무렵 인천 지역에서 위생경찰의 입회하에 콜레라 강제 예방접종을 실시하고 있다. 조선총독부, 『다이쇼 9년 호열자병 방역지』에서.

경기도 인천 지역의 콜레라 방역지 | 1919년 무렵 칼 찬 위생경찰과 자위단원이 콜레라 유행 지역 마을 입구에서 공동으로 교통을 통제하고 있다. 조선총독부, 『다이쇼 8년 호열자병 방역지』에서.

는 다시 훨씬 본격적으로 이 위생경찰 사무를 정착시켰다. 그러나 대한제국의 위생경찰은 1906년 통감부 설치 이후 사실상 무력해졌으며, 1909년 '경찰권 이양' 후에는 막강한 일본제국의 위생경찰로 대체되었다.

위생경찰의 업무는 식민지 경찰의 가장 중요한 업무 가운데 하나로 규정되었으며, 그 범위는 매우 넓어서 환경 상태, 전염병 관리, 의약인 단속, 식품 위생 등을 망라했다. 사상범의 경우 특정인을 범죄 대상으로 삼는 데 그쳤지만, 위생사범의 경우 전 국민 모두를 대상으로 삼을 수 있다는 점에서 위생경찰은 매우 효율적인 통치 수단이었다. 대한제국이나 당시 일본과 비교해볼 때, 식민지 시기의 위생경찰은 훨씬 억압적인 성격을 띠었다. 식민지 조선에서는 위생행정 기구라 할 수 있는 위생국 대신에 모든 위생 사무를 경찰이 담당했다. 즉 일본을 비롯한 선진 제국이나 이전의 대한제국과 달리 위생을 독립적인 행정 영역으로 인정치 않고 경찰에 종속시킨 것이다.

건강 관리는 뒷전, 전염병 예방만

선진 제국이나 일본에 비해 왜 식민지 조선의 위생경찰이 더 억압적이었을까? 총독부 관리나 일본인 학자는 한국인의 미숙함을 그 이유로 내세웠다. 그들은 한국인 절대 다수가 무지몽매한 미신과 관습에 사로잡혀 있었기 때문에 성숙한 근대인과 달리 취급할 수밖에 없었다고 강변했다. 한국인의 그릇된 위생 관념과 행위가 자신에게 해를 입히는 데 그치지 않고 선한 근대인에게까지 병을 전염시킬 수 있기 때문이라는 것이다.

식민지 조선의 위생경찰은 20세기라는 시대를 거스르는 제도였다. 20세기 초반 이미 대부분의 유럽에서는 의사경찰이라는 개념이 자취를 감추었다. 의사경찰이 급속히 산업화하는 현대사회의 보건 문제를 지도할 중심 이념이 될 수 없었기 때문이다. 국민의 건강 보호는 군주 또는 국가의 가부장적인 배려에서 제공되는 것이 아니라, 국민이 그것을 누려야 할 권리가 있기 때문이다. 집단의 생명을 지켜야 한다는 공리주의적 행복 못지않게 개인의 인신 자유가 중요하게 제기되면서 낡은 의사경찰을 대신하여 인권에 기반을 둔 새로운 보건 개념이 등장했다. 일본에서는 비록 이 의사경찰 개념이 완전히 쇠퇴하지는 않았지만 이곳으로도 새로운 보건 개념이 흘러들어가고 있었다. 그러나 식민지 조선에서는 일본과 달리 위생경찰의 권력이 남용되고 있었다.

그러나 그것이 한계는 곧 드러났다. 경제·영양 상태와 관련이 깊은 결핵의 유병률이 세계 최고 수준에 달했고, 1930년대 이후의 전쟁 상황에서 동원해야 할 건강한 조선인은 매우 적었다. 식민지 위생경찰은 급성

전염병 예방에 집중했기에 건강한 몸을 만드는 후생정책과는 전혀 관련이 없었다. 따라서 1941년 총독부는 국민체위 향상시설 확충, 국민체육 운동단체의 이원화, 결핵과 성병 대책, 의료기관의 일원화, 의약품 확보 대책 강화, 군사 원호사업의 강화, 사회사업 체제의 정비, 인적 자원의 증강, 주택 증가, 노동자의 징용과 공출, 조선 내 노동자의 수급 조절 등을 내세우며 후생국을 설치하기에 이르렀다. 그러나 전쟁이 악화되면서 예산 부족을 이유로 1년도 안 되어 다시 이전의 제도로 환원되었다. 후생국의 설치는 위생경찰의 한계를 극복하기 위한 것이었지만, 그것의 실패는 결국 식민지 의료정책 전체의 실패를 뜻하는 것이었다.

●●●● **Special Tip**

식민지 위생경찰의 주요 업무

■

- 식수 위생 관리, 분뇨 등 오예물 관리
- 콜레라·적리赤痢·장티푸스·파라티푸스·페스트·두창·성홍열·디프테리아·발진티푸스 등 9종의 급성전염병 관리
- 임질·매독 같은 성병과, 폐결핵 같은 만성 전염병 관리
- 말라리아와 페디스토마 같은 조선의 풍토병 관리
- 전염병 예방을 위해 필요한 환자의 격리, 강제 입원, 강제 소독, 교통 차단
- 환가患家에 대한 호구조사, 위생강화講話, 소독청결 방법, 하수河水 사용 금지
- 시장 폐쇄와 제례 및 집회 금지, 상업 제한, 기차와 선박에 대한 검역
- 가축 전염병 방역
- 의료인과 의약품 단속
- 물과 얼음, 온천, 육류와 육류제품, 우유와 유제품, 식물성 식품, 주류성 음료의 검사와 단속
- 세균의 생활과 사멸에 관한 사항

고자와 히사시小澤壽 편, 『위생경찰 강의일반』(1913)

*『위생경찰 강의일반』은 위생경찰 업무를 담당할 관리를 교육하기 위한 책이었다. 평양 헌병대장이자 평남 경무부장인 고자와 히사시가 편찬했으며, 일본 군의와 경찰 간부가 각론을 썼다.

한의학 '열등생' 취급 이의 있소!

● 1930년대 한의학 – 서양 의학 논쟁

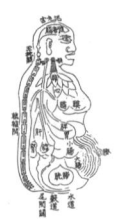

일제의 식민 지배와 한의의 몰락

지난 백 년간 서양 과학은 우리 사회를 압도해왔다. 서양 과학과 그에 바탕을 둔 세계관은 합리적이고, 실험을 통해 입증할 수 있고, 놀라운 효용을 발휘할 수 있는 그런 것이었다. 이런 눈으로 볼 때 조선의 과학 전통이란 관념적인 것, 검증할 수 없는 것, 미신 또는 혹세무민하는 것에 지나지 않았다. 그렇다면 개항 이후 문명과 종족의 경쟁에 뛰어든 조선의 위정자들이 선택해야 할 길은 자명했다. 또 일본 통치자가 식민지 조선에서 내걸 슬로건의 내용도 자명한 것이었다. 그것은 바로 서양 과학과 그에 바탕을 둔 기술, 더 나아가 과학적 세계관의 정착에 힘쓰고 그에 장애가 되는 요인을 제거하는 것이었다.

일본은 조선을 식민지로 만들면서 "조선인에게 현대의학의 혜택을 준다"라는 내용을 중요한 슬로건으로 내걸었다. 이런 관점에서 옛 의학인 한의학을 서양 의학보다 열등한, 없어져야 할 것으로 규정했다. 다만 당장의 의료 공백을 막기 위해, 또 이미 개업하고 있는 한의의 생존권 차원에서 임시방편으로 그들에게 '의사'보다 열등한 '의생醫生' 면허를 부여했을 뿐이다. 1913년의 「의생규칙」(총독부령 제102호)에 따라 한의의 공식적인 교육과 신규 면허가 철저히 억제됨으로써 한의는 몰락의 길로 접어들었다.

그리하여 1914년 당시 5,827명이었던 한의의 수가 1930년에는 1,233

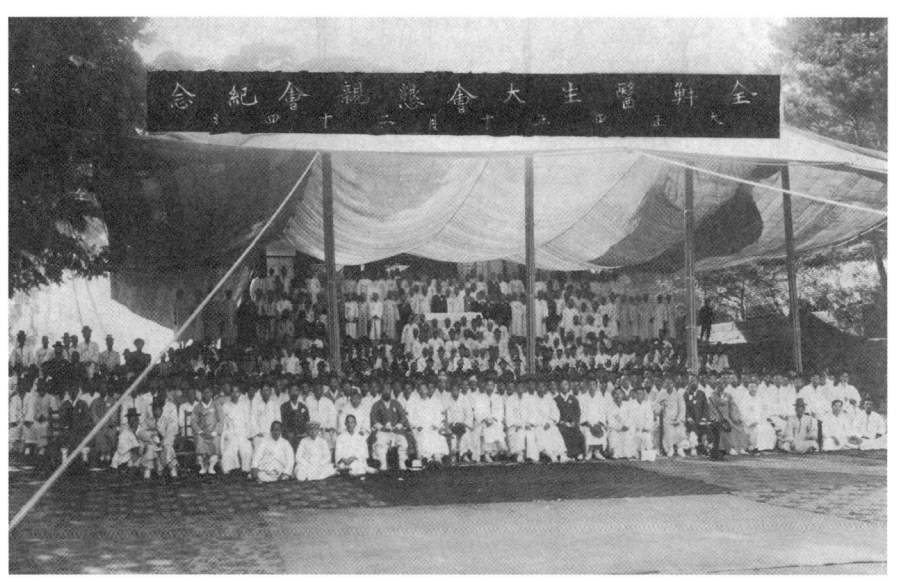

1915년 한국 최초의 한의 대회 | 역사상 처음으로 전국 각지의 한의 수백 명이 한자리에 모여 단체를 만들고 기념 촬영을 했다. 상투 틀고 건을 쓴 한의도 있지만 대부분은 단발을 했다.

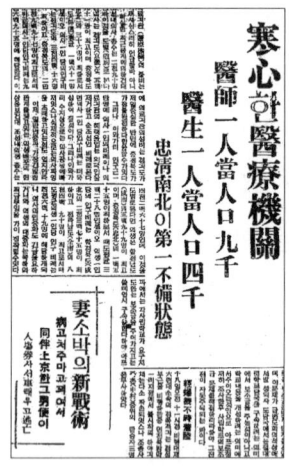

1930년대 의료기관의 현실 | 1935년 3월 19일자 『조선중앙일보』에는 "의사 1인당 인구 9천 명, 의생 1인당 인구 4천 명"이라는 기사와 함께 의료기관이 한심한 상황이라는 내용을 보도했다.

명이 줄어든 4,594명이 되었으며, 10년 뒤에는 또 천 명이 줄어들었다. 이와 같은 추세가 계속된다면 이미 개업하고 있는 한의의 노후화가 지속되기 때문에 이 직업의 존망이 위태로워질 지경이었다. 한의가 줄어든 만큼 서양의는 증가했다. 1914년에 608명(조선인 144명, 일본인 464명)이던 것이 1930년도에는 1,717명(조선인 921명, 일본인 796명)으로 1,109명이 늘어났다. 문제는, 이처럼 서양 의사가 증가했지만 이는 인구 1만 명당 채 2명도 되지 않는 열악한 수치였다는 점이다. 1938년에는 의사가 없는 면이 전국의 66%였으며, 의생(한의사)조차 없는 곳이 21%에 달했다.

일제 식민 통치자는 이처럼 열악한 상황에 당혹스러워했다. 총독부 경무국 위생과 기사인 가와구치 리이치川口利一조차 "이대로 간다면 백 년이 지나야 현재 일본의 의사 수에 도달하고, 천 년이 지나야 구미 각국의 의사 비례에 도달할 것"이라고 인정했다. 식민지 지배의 정당화를 위해 그토록 강조했던 현대의학의 세례는커녕, 보통의 의료 이용조차 어려운 실정이었다.

1930년대의 한의학 부흥운동

　설상가상으로 1930년대에는 전쟁 분위기가 고조되면서 의료 인력과 약품에 대한 사회적 수요가 더욱 증가했다. 어떻게 이런 상황을 해결할 수 있을 것인가? 의사가 모자라고 약품이 더욱 품귀하게 되었으니, 뾰족한 해결책이란 게 달리 있었을까? 당연히 한의학에 대한 정책이 근본적으로 재고되었다. 그리하여 관에서는 솔선수범하여 한약재 재배를 권장하고, 한약 연구기관을 설치하기 시작했다. 이를 토대로 1930년대 중반 식민지 조선에서는 '한의학 부흥운동'이 뜨겁게 전개되었다.

　1930년대에는 국외의 지형에 큰 변화가 있었는데, 그것 또한 식민지 조선의 한의학 부흥운동에 커다란 외부 변수로 작용했다. 일본에서는 1931년 만주사변 이후 일종의 국수주의적 복고사상이 대두되었는데, 국수주의자들은 한의학 부흥 문제를 국수주의 논리로 활용했다. 그들은 동양의 제국으로서 일본의 혼 또는 동양의 혼이라는 이데올로기를 부각시켰으며, '동양 의학' 분야를 그 혼을 찾기 위한 대상으로 이용했다. 이런 분위기는 일본의 한의학계를 크게 고무시켰다. 그들은 1934년 일본한방의학회를 창립했으며, 기관지인 『한방과 한약』을 발간했다. 전장이 만주에서 중국으로, 중국에서 태평양 전체로 확산되면서 군국주의적 국수주의는 더 맹렬해졌으며, 그럴수록 한약의 효과와 한의학 고유 이론의 가치가 재인식되었다.

　1930년대 들어 이처럼 한의학에 대한 우호적인 분위기가 국내외에서 무르익자 한의학을 재평가하려는 시도가 조선에서도 강하게 일어났다.

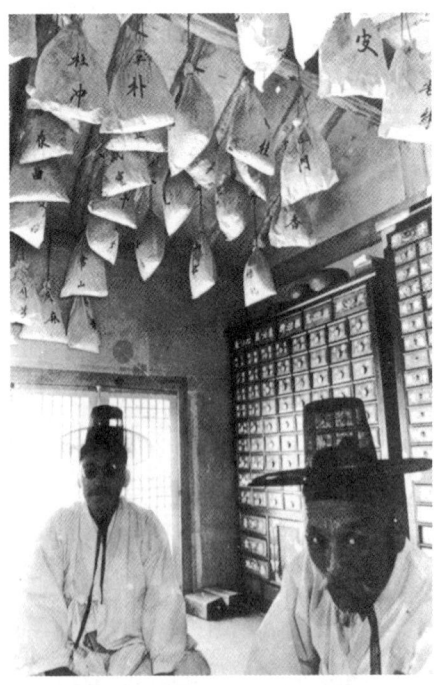

한말의 한의원 풍경 | 일본은 '조선인에게 현대의학의 혜택을 준다'는 슬로건을 내걸고 옛 의학인 한의학을 서양 의학보다 열등하고 없어져야 할 것으로 규정했다.

1934년 2월부터 11월까지 『조선일보』에서는 장장 9개월 동안 한의학 부흥 논쟁을 연재했다. 특정 사안에 대해 한 신문에서 이처럼 장기간 대논쟁을 벌인 경우는 처음이었는데, 이 논쟁이 당시에 얼마나 뜨거웠는지를 짐작할 수 있다.

처음 논쟁에 불을 당긴 사람은 의사 출신인 장기무였다. 그는 대한제국 시기에 관립으로 설치된 의학교의 3회 졸업생이었다. 서양 의학을 전공한 의사였음에도 불구하고 그는 임상에서 주로 한의학을 시술했다. 그는, 서양 의술은 자연과학으로서 학문적으로는 뛰어나지만 병 고치는 데는 별로 탁월하지 않다고 보았다. 반면에 병 치료에는 한의학이 한결 뛰어나다고 보았다. 따라서 그는 용어가 어렵고 표준화가 덜된 문제점만 해결한다면, 한의학이 서양 의학과 다른 독자적인 의학체계로 훌륭하게 기능할 것이라 주장했다. 의사가 이런 말을 하니 그의 주장은 큰 관심을 끌었다.

한의학이 그릇된 것이 아니라 단지 표준화가 덜되어 있을 뿐인 훌륭한

의학이라니! 장기무보다 20여 년 후학인 경성제국대학 의학부 박사 출신인 정근양은 즉각 반론을 제기했다. 그는 의학에는 오직 한 종류, 즉 과학적 방법이라는 프리즘을 통과한 (서양) 의학만이 있을 뿐이라고 주장했다. 그는 한의학에도 쓸모 있는 요소가 있지만, 그것의 유용성은 오직 분석적·과학적 검증을 거친 뒤에 인정될 수 있는 것이라 주장했다.

둘 사이에 논쟁이 거듭되던 중 경성약학전문학교를 갓 졸업한 신예 이을호가 이 논쟁에 끼어들었다. 그는 약학을 전공했지만 한의학의 대가로부터 깊은 내용을 사사받은 인물이었다. 이을호는 정근양처럼 의학이 추구하는 정신이 하나여야 한다는 점은 인정했다. 그러나 그가 주장한 의학은 서양 과학에 바탕을 둔 분석주의적 의학이 아니라 생명과 몸의 기관을 유기체로 보는 일종의 종합적인 의학, 즉 서양 의학과 동양 의학의 장점을 취한 의학이었다.

조헌영의 한방의학부흥론 | 한의학 논쟁에 끼어든 조헌영은 한의와 양의의 장단점에 대한 전방위적 눈외를 펼치며 한의학이 싸고 쉽게 이용할 수 있는 민중 의학이라고 주장했다. 그의 주장에 대해 정근양은 다시 반박문을 게재했고, 정근양의 반박에 대한 조헌영의 재반박을 끝으로 한의학 논쟁은 대단원의 막을 내렸다.

마지막 참여자는 조헌영이었다. 그는 와세다대학 영문학부 출신으로 신간회 동경지회장, 재일조선유학생회 대표 등을 두루 거친 명망가였다. 그런 인물이 한의학계에 투신한 것은 당시 한의학계로서는 큰 행운이었다. 조헌영은 이을호보다 더 공격적이었다. 그는 서양 의학을 국소처치 의술, 인공치료 의술, 해부학에 바탕을 둔 역동적이지 않은 의학, 병 부위만 공격하는 의학, 획일주의 의술이라 규정했고, 한의학은 그와 반대되는 것으로 보았다. 조헌영은 특히 서양 의학은 고가의 고급 의학이고 귀족 의학인 데 반해 한의학은 값이 싼 민중 의학이며, 그 민중성이 한의학의 자연주의적 접근에서 비롯된 것이라고 역설했다.

조선에서 벌어진 최초의 근대성 논쟁

그런데 한의-양의 논쟁은 어떤 성격의 것이었고, 왜 일어난 것일까? 우선 한의학을 잘 활용해 열악한 식민지 의료 현실을 극복하자는 것을 한 요인으로, 그동안 홀대받았던 전통을 제대로 대접하자는 것을 또 다른 요인으로 볼 수 있다. 하지만 무엇보다도 개항 이후 일방적인 진리로 강요받아온 서양 과학 그 자체의 타당성을 본격적으로 검토한다는 것이 한의-양의 논쟁의 가장 중요한 요인이었다.

한의학은 그 실마리를 제공했다. 먼저, 한의학은 서양 의학에 비해 값이 쌌다. 그렇기 때문에 많은 조선인이 그 효과를 누릴 수 있다고 굳건하게 믿었다. 이런 효과와 경제성이 서양 의술과 견줄 수 있는 경쟁력의 원천이었다. 서양 의학은 임상 효과에서 완벽하지 않았다. 그럼에도 고가였다. 그 이유는 하이테크놀로지를 지향하는 과학적 의학 그 자체에 있었다. 의료기구와 의약품은 비쌌으며, 의사의 양성 비용 또한 지대했다. 그렇다면, 도대체 현대과학의 효용이란 누구를 위한 것이며, 현대문명이란 무엇이란 말인가? 임상 차원에서 시작된 이런 질문은 궁극적으로 의학 이론과 그것을 뒷받침하는 세계관 전반에 대한 본격적인 재검토로 이어졌다. 1930년대 한의-양의 논쟁의 핵심은 바로 이것이었다. 그것은 서양문명을 받아들이기 시작한 이래 조선에서 벌어진 최초의 '근대성' 논쟁이었다. 그리고 이 논쟁의 불씨는 오늘날에도 꺼지지 않는 현재 진행형이다.

동서 의학의 회통을 꿈꾸다
────── ● 최한기의 의학사상

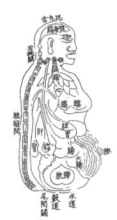

사상가가 저술한 근대 의학서

　근대성에 관한 문제는 최근 한국의 인문학계에서 가장 중요한 주제 중 하나로 자리 잡고 있다. 서구 근대성의 기원이 무엇인가에서 출발한 이 논의는 한국사 또는 한국사상사에서 근대의 기원을 무엇으로 보아야 하는가로 옮겨가고 있다. 이는 크게 보아 두 가지 방향으로 정리할 수 있다. 하나는 근대성의 싹이 우리 내부에서 이미 자라나고 있었다는 내재적 발전론의 시각이고, 다른 하나는 그 기원을 외부로부터의 이식 내지 수용에서 찾는 시각이다. 후자의 한 형태가 일제가 우리의 근대화에 기여했다고 보는 식민지 근대화론이다.
　그런데 근대성의 기원에 대해 어떤 입장을 취하는가에 관계없이 근대성에 관한 논의에서 거의 빠짐없이 등장하는 인물이 있는데, 그가 바로 최한기崔漢綺(1803~1877)다. 그는 한국 근대사상사에서 독보적인 지위를 차지할 뿐 아니라, 개항 이전에 자생적으로 생겨난 근대적이고 독창적인 의식의 한 전형이다.

최한기는 인문사회과학뿐 아니라 자연과학과 공학, 의학 등에 걸쳐 방대한 저술을 남겼다. 또한 그는 직접 환자를 진료하는 의사는 아니었지만 한국 의학사에서 중요한 의미를 갖는 『신기천험身機踐驗』을 저술했다. 그런데 『신기천험』은 요즘의 기준으로 보면 저서에 해당하는 책은 아니다. 왜냐하면 이 책은 중국에서 나온 한역 과학서들을 저본 삼아 그 내용을 거의 전재하고 중간중간 최한기가 자신의 생각을 밝히는 방식으로 편찬되었기 때문이다.

최한기가 『신기천험』의 저본으로 사용한 책은 중국에서 활동한 영국인 선교의사 홉슨Benjamin Hobson(1816~1873)이 저술한 다섯 종류의 서양 의학서, 즉 『전체신론全體新論』(1851), 『박물신편博物新編』(1855), 『서의약론西醫略論』(1857), 『내과신설內科新說』(1858), 『부영신설婦嬰新說』(1858)이다. 특히 서양 해부생리학 서적인 『전체신론』은 예수회 선교사였던 테렌츠Jean Terrenz(1576~1630, 중국식 이름은 鄧玉函)의 『인신설개人身說槪』 이후 중국에서 저술된 가장 근대적인 의학서였다. 『전체신론』보다 200년쯤 전에 저술된 『인신설개』는 중세의학의 틀을 크게 벗어나지 못하고 있었으므로 그 이후에 이루어진 서양 의학의 발전된 내용은 중국에 소개되지 못한 형편이었다. 따라서 서양의 최신 의학을 소개한 홉슨의 의서들은 출판과 함께 중국에서 선풍적인 인기를 끌어 여러 차례 재판을 찍었을

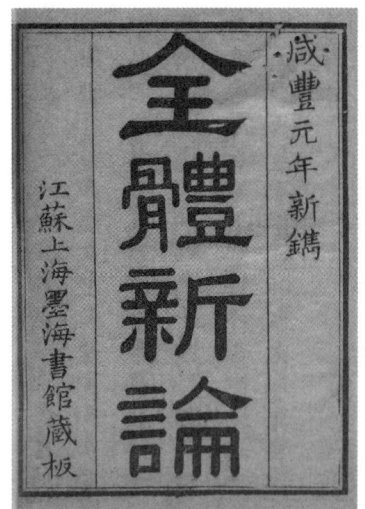

전체신론 | 중국에서 활동했던 영국인 선교 의사 홉슨이 저술한 다섯 권의 서양 의학서 가운데 하나이다. 서양의 최신 의학을 소개한 홉슨의 의서들은 출판과 함께 선풍적인 인기를 끌었다. 연세대학교 동은의학박물관 제공.

뿐 아니라 나중에는 해적판이 등장할 정도였다.

최한기는 『신기천험』의 서문에서 홉슨 의서의 내용을 토대로 했음을 밝히고 있다. 그러나 이 책은 홉슨 의서의 단순한 전재본이 아니다. 최한기는 서문과 범례에서 의학에 대한 자신의 종합적인 견해를 밝히고 있으며, 책의 중간중간에 홉슨 의서의 내용과 구별되는 독자적인 생각을 피력하고 있기 때문이다. 그는 홉슨 의서의 어떤 부분은 삭제하고, 어떤 부분은 순서를 바꾸거나 합쳐 자신이 구상하는 체제에 부합하도록 편집하여 나름대로 새로운 한 권의 책을 만들었다.

서양 의학과 한의학을 바라보는 최한기의 견해

최한기가 홉슨 의서의 내용을 자신의 생각에 맞게 어떻게 취사선택했는지 살펴보자. 『전체신론』에는 「조화론造化論」과 「영혼묘용론靈魂妙用論」 항목이 있으나 『신기천험』에는 이 내용이 실려 있지 않다. 「조화론」은 신구

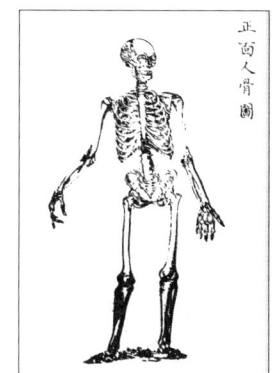
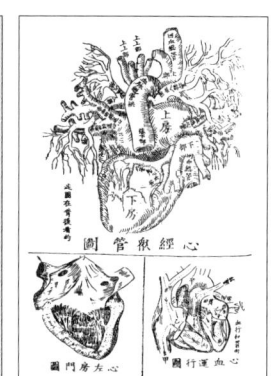

정면인골도(왼쪽)와 심장도(오른쪽) | 홉슨의 『전체신론』에 실린 서양 해부도이다. 최한기는 이런 해부도에 대해서는 큰 관심을 갖지 않은 듯하다. 그의 저서 『신기천험』에는 이 그림들이 빠져 있다.

약 성서를 언급하며 창세기에 나오는 천지창조를, 「영혼묘용론」은 영혼과 육체의 관계에 대한 기독교적 설명을 제시한 항목이다. 최한기가 이 두 항목을 뺀 이유는 분명하다. 즉 서양의 과학 기술 지식은 높이 평가했지만 기독교의 교리는 받아들이지 않았기 때문이다. 그래서 선교 의사였던 홉슨이 의학책에 서술해놓은 기독교 호교론護敎論적 내용은 제외하고 순수하게 과학적인 내용만을 취했던 것이다.

한의학에 대한 최한기의 태도는 어떠했을까? 서양 의학에 관심이 많았으며 서양 의학서적을 토대로 책을 저술한 것을 보면, 그가 한의학에 대해 비판적 태도를 취했을 것이라고 짐작하는 것은 어렵지 않다. 실제로 그는 홉슨의 논의를 따라 한의학을 비판했다. 특히 서양 의학의 가장 큰 장점이라고 생각한 해부학에 대해 최한기는 『신기천험』에서 다음과 같이 말하고 있다.

"서의西醫는 해부를 함으로 몸의 이치를 밝히고 인체의 경락과 각 부위를 분명히 밝혔다. 부위가 분명하지 않으면 병의 원인을 밝힐 수 없고, 병의 원인을 밝힐 수 없으면 치료 방법도 역시 알 수가 없다. (그러나) 부위가 분명하면 병의 원인을 추측해낼 수 있고, (따라서) 병의 원인을 정확히 알면 치료 방법이 모두 효과를 보게 된다. 여기에 비교해보면 중국의 의서는 부위가 분명하지 않고 모호한데, 오행은 여기에 혼미를 더한다."

인체의 정확한 구조를 밝히는 해부학이 발달하지 못한 것 외에도 최한기가 한의학을 비판하는 또 한 가지 이유는, 한의학이 오행론五行論과 오운육기론五運六氣論같이 사람이 만들어낸 도식으로 실제 인체에서 일어나는 생리적·병리적 현상뿐 아니라 모든 자연현상까지 설명하려 했기 때문이다. 그러나 이러한 도식적 이론은 "매양 인사人事를 주로 하여 법을 세우고 천天을 헤아렸지, 기화氣化를 표준으로 하여 인사를 변통하지 못하는" 방법이었다. 또한 그는 마음을 중시하는 양명학陽明學의 심학론心學論에도 반대를 표했다. 이런 모든 연역적 방법에 반대하여 최한기가 대안으로 제시한 방법이 바로 '추측推測'이다. '추측'은 '미루어서 헤아리는' 방법이다. 이는 이미 알고 있는 확실한 지식에 근거하여 아직 알지 못하는 것을 헤아리는 방법으로서 철저하게 경험적이고 귀납적이다. 그는 이 추측의 기원을 하늘과 땅의 형상을 취해 역易을 만든 상고시대의 복희씨伏羲氏와 격물格物을 이야기한 여러 성현들의 학설에서 찾는다.

결국 오행론에서 최한기가 비판한 것은 '나의 마음을 살펴 그에 따라 바깥 세계를 해석하려는 태도'였다. 그에게 1차적인 것은 사유의 질서가 아니라 사물의 질서였다. 최한기는, 사유의 질서는 사물의 질서와의 관계 속에서 한정된 의미만을 지닌다고 보았으며, 사물의 세계는 곧 기의 세계이고, 기의 세계는 유형적인 세계라고 했다. 따라서 이기理氣를 무형의 존재로 파악한 점에서 성리학의 이기론理氣論을 비판했으며, 사물의 질서를 도외시하고 사유의 질서만을 절대화한 점에서 양명학을 비판했다.

새로운 근대의학의 가능성을 제시하다

최한기는 서양 의학의 우수함을 인정하며 전통적인 한의학을 비판했다. 하지만 그렇다고 해서 서양 의학을 전적으로 받아들인 것은 아니다. 그는 서양 의학도 기화를 밝히지 못한 부분이 있다고 지적했다. 즉 서양 과학이 인체를 비롯해 각각의 대상에 대해서는 정확한 지식을 쌓았으나 이들을 하나로 꿰뚫는 기화의 작용을 밝히지는 못했다는 것이다.

최한기는 서양 의학과 중국 의학 사이에 존재하는 차이점을 인식하고 있었지만, 이런 차이점이 절대적인 것이라고 생각하지는 않았다. 그는 기본적으로 의학은 사람의 몸이라는 동일한 대상을 다루는 학문이므로 그것이 중국 의학이든 서양 의학이든 차이점보다는 공통점이 더 많다고 생각했다. 따라서 '어찌 의학에 중국과 서양의 가름이 있으며, 상호 간에 쓰지 못할 약이 어디에 있겠는가' 하고 반문한다. 치료 방법이니 이론의 차이는 사람들이 처한 자연환경의 차이에서 유래한 것일 뿐, 중국과 서양의 의학이 근본적으로 다르지 않다는 것이 동서양 의학을 비교한 후 내린 최한기의 결론이었다. 여기서 한 걸음 더 나아가 최한기는 자신의 운화기運化氣 이론으로 동서 의학을 회통하려는 야심 찬 계획을 갖고 있었다.

최한기의 모든 학문은 궁극적으로 기학氣學을 지향한다. 그는 이 기학으로 천天·지地·인人 삼재三才를 두루 회통할 방대한 학문 체계를 꿈꾸었다. 원래 삼재는 천·지·인의 조화를 중요시하는 전통적인 동양사상 개념이지만, 기학의 체계에서는 이와는 다른 의미를 띤다. 전통사상에서 천은 물리적 실재라는 의미보다는 궁극적인 도덕적 주체라는 의미를 좀 더 강하게 지닌다. 그런데 최한기는 이들 개념에서 기존의 유교적 함의들을 제거해 버리고 천은 물리적 우주로, 지는 지구로, 인은 생물학적 몸으로 보았다. 이는 서양 과학의 개념으로 전통적인 삼재의 개념을 재해석한 것이다.

최한기는 자신의 초기 저서인 『기측체의氣測體義』에서부터 천·지·인을 관통할 방대한 사상 체계를 구상했다. 하지만 이 단계에서는 각각에 대한 실증적인 토대를 확보하지 못했기 때문에 불완전한 체계에 머물렀다. 그런데 홉슨의 의서를 통해 인에 대한 기학적 근거를 확보하게 된 최한기는 이렇게 완성된 기학적 삼재론을 바탕으로 새로운 의학 체계를 구상

신기천험 | 최한기는 홉슨의 의서를 저본으로 삼아 그 내용을 거의 전재하는 형식을 취했지만 서문과 범례에서는 의학에 대한 자신의 종합적인 견해를 밝히고 있으며, 책의 중간중간에 홉슨 의서와는 구별되는 독자적인 생각을 피력했다.

했다. 그는 서양 의학과 한의학을 넘어선 새로운 기학적 의학의 가능성, 다시 말해 서양 의학과 동일시되지 않는 새로운 근대의학의 가능성을 제시했다.

그러나 의학에 대한 최한기의 관심은 이론적인 것이었다. 그는 한역 서학서들을 통해 서양의 과학 기술에 대한 방대한 지식을 쌓았지만, 그것은 사상가의 입장에서였지 과학자의 입장은 아니었다. 다시 말해 새로운 과학 지식을 받아들여 자신의 사상 체계의 토대로 삼기는 했으나 새로운 과학 지식의 산출자가 되지는 못했다. 그는 『신기천험』의 실제 내용을 모두 홉슨 의서의 내용으로 채워놓고, 그것을 자신의 운화기 이론에 따라 기학의 체계 내에 다시 위치시킴으로써 그 내용들에 새로운 의미를 부여하는 것으로 만족했다.

이처럼 최한기는 개별 과학의 성과를 근거로 기학을 성립시켰으며, 다시 기학을 통해 이들 개별 과학에 새로운 성립 토대를 제공했다. 이는 『신기천험』 사이사이에 삽입된 의견이 임상적인 것과는 무관하다는 점, 운화기 이론을 가지고 자신의 기학 체계 내에 위치시키려는 의도로 홉슨 의서를 언급했다는 점을 통해 확인할 수 있다. 이처럼 그의 1차적인 관심은 기학 체계의 실증적 근거로서의 의학이었지 임상적 작동 체계로서의 의학은 아니었다. 최한기의 의학사상은 있지만 최한기의 의학이 없는 이유가 여기에 있다.

Special Tip

세 차원의 한열건습이 있다

●

대기大氣 운화運化에는 한열건습寒熱乾濕이 있고, 지구 운화에도 한열건습이 있으며, 인신人身 운화에도 한열건습이 갖추어져 있어 대·중·소의 한열건습을 이룬다. 이들은 빠르고 느림에 따라 끝없이 순환한다. 한 가운데 열·건·습이 있으며, 건 가운데는 한·열·습이, 습 가운데는 한·열·건이 아울러 있는데, 어찌 하나의 한열건습만으로 사람이 병들고 아니고를 논하고 제반 한열건습을 고려하지 않아서야 되겠는가? 병의 완급을 아는 데는 몸의 한열건습이 가장 중요하고, 지구의 한열건습은 그다음이며, 대기의 한열건습은 대강의 범위만을 정해준다. …… 증세를 보고 치료를 하는 모든 행위마다 삼재의 신기身機 운화를 마땅히 덧붙여야 한다. 삼가 이 이치를 행하는 자는 속된 의사가 보지 못하는 것을 볼 수 있고, 옛날 이론의 잘못된 점들을 밝혀낼 수 있다.

최한기, 『신기천험』(1866)

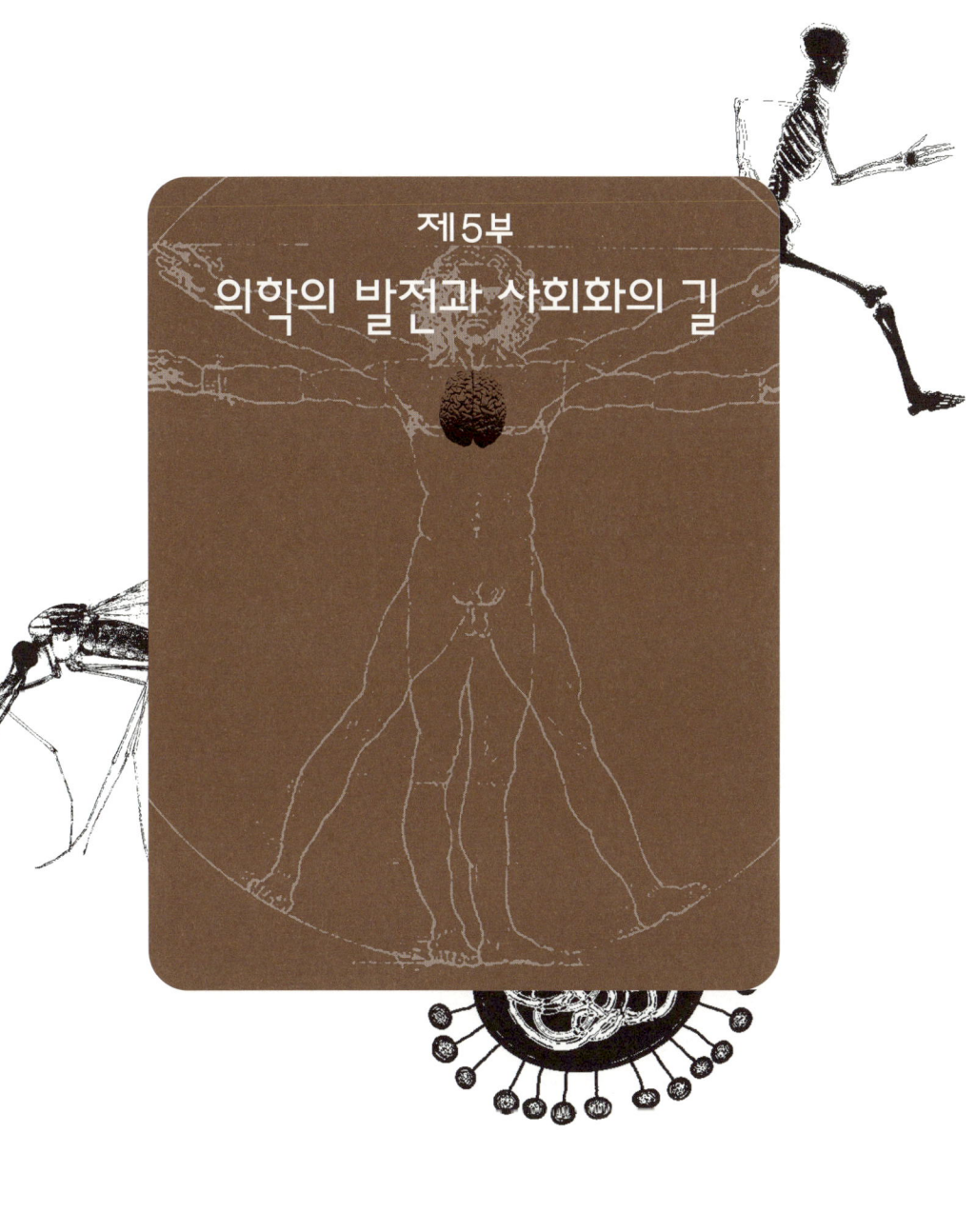

제5부
의학의 발전과 사회화의 길

살아 있는 **사람의**
몸 안을 **들여다보다**

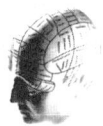

● 엑스선의 발견

영상의학의 눈부신 발전

  2003년 노벨 생리의학상의 수상자로는 이례적으로 물리학자가 선정되었다. 생리의학상이라면 당연히 의학자나 생명과학자가 수상해야 할 터인데 왜 물리학자가 받았을까? 이러한 의문은 수상 업적의 내용을 살펴보면 쉽게 풀린다. 그 해의 생리의학상은 이제는 병원에서 보편적인 검사로 통하는 자기공명영상MRI에 관한 업적에 주어졌던 것이다. 현대의학의 발달은 치료, 진단, 질병의 원인 발견 등 다양한 방면에 걸쳐 이루어지고 있는데, 그 가운데서도 가장 눈부시게 발전한 분야가 바로 영상의학이다. (참고로 말하자면 그동안 오래 사용되었던 '방사선과' 라는 명칭은 최근 '영상의학과' 로 개명되었다. 방사선이라는 말이 주는 다소 부정적 이미지를 고려해서만이 아니라 이제는 초음파같이 방사선과 무관한 진단 방법이 많이 사용되기 때문이다.) 사람 몸의 내부 구조를 바깥에서 속속들이 들여다볼 뿐 아니라 기능적인 변화까지도 눈으로 확인할 수 있는 새로운 기술의 개발은 경이로울 정도이다.

사실 전통적으로 서양 의학은 인체의 내부 구조를 알기 위해 많은 노력을 기울여왔다. 해부학은 고대 헬레니즘 시대부터 발달했는데, 르네상스 시기에 일어난 해부학의 중흥, 그리고 질병을 인체 구조의 이상으로 본 해부병리학의 발달 등은 모두 구조를 중요시한 서양 의학의 특징을 잘 보여주는 사례이다. 그런데 해부를 하기 위해서는 몸을 칼로 절개하고 그 내부로 들어가야 한다. 때문에 살아 있는 사람에 대한 해부는 현실적·윤리적인 이유로 불가능하고 죽은 사람에 대해서만 해부가 가능하다. 그것도 시대와 종교, 그리고 문화적 관습에 따라 금기시된 경우가 많았다. 이러한 문화적 이유 이외에 실제적인 면에서 본다면 인체 구조를 안다고 해서 그것이 반드시 모든 질병의 치료를 보장하는 것은 아니다. 이미 헬레니즘 시대의 경험학파가 제기한 것처럼 죽은 시체에서 얻은 지식이 살아 있는 사람에게 쓸모 있는가 하는 회의적인 견해도 만만치 않다.

설령 해부학 지식이 질병 치료에 쓸모 있는 경우라 하더라도 해부학이 축적한 인체 구조에 관한 지식은 다수의 시체를 해부하여 얻은 평균적 지식임을 기억해야 한다. 인간의 해부학적 구조는 대체로 동일하지만 각 부분으로 들어가면 사람마다 조금씩 다르기 때문이다. 따라서 인체 구조의 이상으로 초래된 질병 때문에 고통받는 환자를 제대로 치료하기 위해서는 살아 있는 각 개인의 고유한 인체 구조를 파악하는 것이 관건이 된다. 그렇다면 죽은 사람이 아니라 산 사람의 구조를 해부도 하지 않고 어떻게 알 수 있을까?

우연한 발견, 엑스선

이 난제를 처음으로 해결한 사람이 바로 뢴트겐Wilhelm Röntgen(1845~1923)이다. 그런데 이는 의도된 탐구의 결과가 아니라 우연의 소산이었다. 독일에서 태어나 어린 시절을 네덜란드에서 보낸 뢴트겐은 인문계 학교가 아닌 기술학교를 다녔다. 기술학교를 다니던 중 그의 동급생 하나가 선생을 놀리는 그림을 그렸는데 이것이 문제가 되었다. 그림을 그린 학생이 누군지를 추궁받은 뢴트겐은 동급생의 이름을 끝내 말하지 않아 16세에 학교에서 퇴학을 당했는데, 그로 인해 네덜란드에서는 대학에 들어갈 수 없는 형편이 되었다.

그러나 다행히 취리히 공과대학에 들어가 기계공학을 공부했으며, 졸업 후에는 같은 대학의 물리학과 교수로 있던 쿤트August Kundt(1839~1894)의 조수로 들어갔다. 그는 쿤트 교수와 좋은 관계를 유지했고 경력을 쌓는 데도 많은 도움을

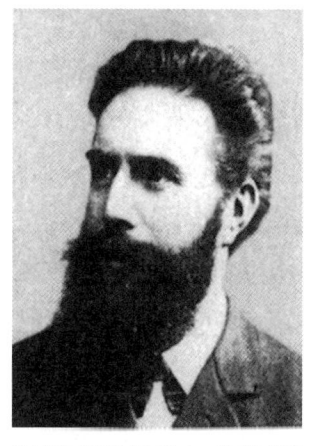

엑스선을 발견한 뢴트겐 | 그의 엑스선 발견은 의도된 탐구의 결과가 아니라 우연의 소산이었다. 뢴트겐은 이 업적으로 제1회 노벨 물리학상을 받았다.

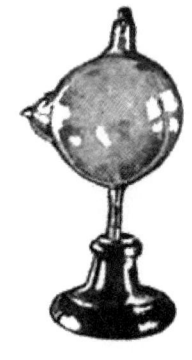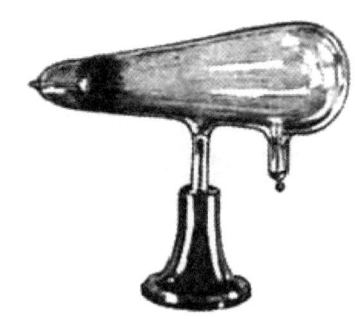

음극선을 방출하는 크룩스관 | 크룩스관에서 나오는 음극선에 대한 실험을 하던 뢴트겐은 이제까지 알려지지 않은 새로운 선이 유리관으로부터 방출되는 현상을 발견했다.

받았다. 쿤트 교수가 뷔르츠부르크로 떠나자 그도 함께 떠났고, 다시 슈트라스부르크로 옮기자 뢴트겐도 함께 옮겼다. 이후 뢴트겐은 슈트라스부르크에서 물리학 강사를 하다가 기센대학 교수를 거쳐 결국 뷔르츠부르크대학의 교수로 임명되었다. 그리고 1895년 엑스선을 발견했다.

뢴트겐은 어려서 기술학교를 다니며 엔지니어로 훈련받았고 대학에서도 기계공학을 전공했다. 이러한 배경으로 인해 그는 나중에 물리학자가 된 후에도 필요한 실험 도구와 기계들을 스스로 제작했다. 정교한 제작자였던 그는 액체나 고체의 수축도를 측정할 수 있는 정밀 측정장치를 만들기도 했다.

뢴트겐의 과학적 업적은 크게 두 가지이다. 하나는 전자기장電磁氣場에 대한 맥스웰James Maxwell(1831~1879)의 이론을 실험적으로 입증한 것이고, 또 다른 하나는 엑스선의 발견이다. 뢴트겐 자신은 엑스선의 발견보다는 전자기장 이론에 대한 실증을 더 중요한 업적으로 생각했다. 1895년 11월 8일에 크룩스관Crookes tube에서 나오는 음극선에 관한 실험을 하던 뢴트겐은 이제까지 알려지지 않은 새로운 선이 유리관에서 방출되는 현상을 발견했다. 이 미지의 선에 대해 실험을 되풀이한 끝에 그는 이 선이 직선으로 방출되고, 자기磁氣에 의해 휘지 않으며, 공기 중에서 2m 정도 뻗어나간다는 사실을 발견했다. 그리고 이 투과성 강한 선이 인체를 통과할 때 투과도의 차이로 인해 뼈의 윤곽을 감광판에 그려낸다는 놀라운 사실을 알아냈다.

그는 자신의 아내를 실험실로 데려와 그녀의 손을 사진으로 찍었다. 이 사실은 신속하게 학계에 보고되어 이듬해인 1896년 1월 1일에 학술지 발표되었고, 1월 5일에는 일반 언론을 통해 알려졌다. 이 발견에 대한 전 세계의 반응은 뜨거웠다. 학계만이 아니라 일반인들도 엑스선의 발견에 지대한 관심을 보였다. 뢴트겐은 프러시아의 황제 앞에서 이 실험을 해보였는데, 이를 본 황제는 즉시 훈장을 수여했다. 뢴트겐은 1896년과 97년에 엑스선에 관한 논문 두 편을 더 발표한 다음 그 응용에 대한 연구를 다른 사람에게 맡기고 자신의 본령인 물리학 연구로 되돌아갔다. 뢴트겐은 이 업적으로 제1회 노벨 물리학상을 받았다.

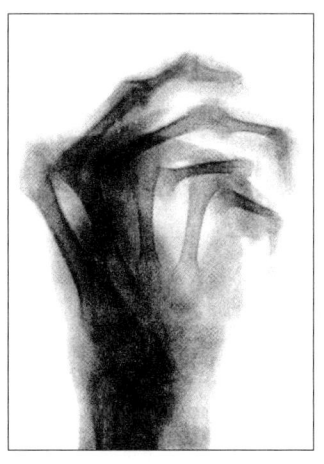

뢴트겐이 찍은 아내의 손 사진 | 엑스선으로 사람의 몸을 촬영한 최초의 사진이다.

과학적 의학과 인간적 의료는 공존할 수 없는가?

엑스선이 의학에 이용되기 시작한 것은 장차 현대의학에서 기계장치가 차지하는 비중이 어떻게 변할 것인지를 상징적으로 말해주는 사건이었다. 물론 19세기 이전에도 각종 수술 도구나 현미경, 청진기 등이 발명되어 의학 발전에 많은 도움을 주었다. 그러나 20세기에 이루어진 각종 진단 및 치료 기계의 발달은 이전과는 비교가 되지 않는 양상으로 전개되었다.

과거에는 이런 기구들이 의사의 진단이나 치료를 돕는 보조적인 수단으로 활용되었다면, 현대의학에서는 의사의 진단이나 치료를 이런 의료 기계에 절대적으로 의존하는 상황으로 반전되었다. 종합병원에 온 환자는 먼저 각종 기계를 통해 이루어지는 검사의 긴 통과의례를 거친 다음에야 비로소 의사에게 그의 건강 상태와 질병에 대한 이야기를 들을 수 있다. 현대 의료에서 의사와 환자의 거리는 멀어지고 그 간극을 각종 의료 기계들이 메우고 있는 것이다. 의료 기계를 통한 검사가 일반화된 지금은 청진기를 한 번 대주는 의사의 행위가 인간적인 진료 행위로 여겨지지만, 청진기가 처음 나온 19세기 초에는 청진기와 같은 기구들 때문에 의사와 환자 사이가 멀어진다는 비판이 나왔다고 하니, 만약 당시 사람들이 온통 기계로 둘러싸인 오늘날의 의료 현장을 보면 어떤 말을 할지 궁금하다.

각종 의료 기계의 발명은 인간 감각의 한계를 저만치 넘어서 사람의 몸에서 나오는 지극히 미세한 물리적·화학적·기계적 변화를 잡아내어 질병의 진단과 치료에 많은 도움을 주고 있다. 그러나 거기에 지나치게 의존한 결과, 현대 의료의 비인간화 경향이 나타나고 있다. 현대 의료의 비인간화는 극복해야 할 과제이지만 그렇다고 해서 현대의학의 성과를 부정하고 검증되지 않은 비합리적 치료법이나 이론을 그 대안으로 내세우는 것도 올바른 태도는 아니다. 어느 의철학자가 말한 것처럼 좀 덜 과학적이 되어야 더 인간적인 의료가 되는 것은 아니다. 오히려 지금보다 더, 그리고 다른 방식으로 과학적이 되는 것이 필요하다. 충분히 과학적이면서도 충분히 인간적인 의료가 가능하다고 필자는 믿는다. 과학적 의학과 인간적 의료는 양립 불가능한 배타적인 관계가 아니며, 이들의 공존은 우리 시대의 의학과 의료가 반드시 추구해야 할 목표이다.

•••• Special Tip

새로운 선의 존재에 대하여

　　이 현상을 관찰하면, 활발한 형광 효과를 내는 이 선이 태양이나 전극에서 나오는 가시광선이나 자외선을 차단하는 검은 마분지 덮개를 통과한다는 사실을 발견하고 놀라게 된다. 따라서 사람들은 다른 물질들도 이와 동일한 투과성을 갖는가를 탐구하고 싶어한다. 모든 물질은 정도가 크게 다를 뿐 여기에 대해 투과성을 갖는다. …… 이 새로운 선과 광선 사이에는 모종의 관계가 존재하는 것으로 보인다. 광선의 파장이 횡으로 진동한다는 사실은 오래전부터 알려져 있었다. 따라서 에테르 내에서 종적인 진동도 일어날 수 있고 존재해야 한다고 일부 물리학자들은 주장한다. 종적 진동의 존재는 분명하게 입증되지 않았으며, 그 성질도 아직 실험적으로 탐구되지 않았다. 그러나 에테르 내에서 종적 진동으로 인해 새로운 선이 존재할 수 있다. 연구를 하는 동안 나는 점차 이 생각을 선호하게 되었고, 여기에 이 이론을 제시한다. 내가 제시한 설명이 더욱 상세한 확증을 얻어야 한다는 사실을 분명히 인식하면서 나는 이 이론을 자유롭게 제시한다.

뢴트겐, 「새로운 종류의 선에 대하여」(1895)

과학과 인문학이 통하는 길

———————— ● 끝나지 않은 면역 논쟁

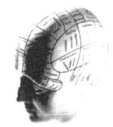

세균 사냥과 면역학의 등장

질병은 인간이 나타나기 훨씬 이전부터 이 땅에 있었다. 모든 동물과 식물, 심지어는 인간과 동식물에게 병을 일으키는 세균마저도 질병으로부터 자유롭지 못하다. 많은 세균과 바이러스는 인간을 비롯한 동식물의 몸속에 들어가 자신을 증식하며, 박테리오파지bacteriophage는 세균 속에 자신을 편입시킴으로써 생명활동을 한다.

이렇게 보면 질병이란 눈에 보이지 않는 섬세한 먹이사슬의 결과라 할 수 있다. 야생동물들의 먹이사슬에서는 대개 크고 힘센 자가 포식자인 반면, 질병의 먹이사슬에서는 육안으로 확인조차 어려운 작고 약한 자가 포식자라는 점이 다를 뿐이다. 또 야생동물의 경우는 먹이가 된 동물의 생명이 즉시 단절되지만, 질병의 먹이사슬에서는 그런 경우가 드물다는 점도 다르다. 자기보다 작은 생명체의 먹이가 된(감염된) 숙주는 그로 인해 죽음에 이르기도 하지만 그 난관을 극복하고 건강을 회복하는 경우도 적지 않다. 그렇다면 질병이란 작은 생명체의 먹이가 됨으로써 오랜 기간에 걸쳐 죽음에 이르거나 건강을 회복하는 과정이라 정의할 수 있다. 면역학은 이러한 질병 개념에 근거하여 그 세부 과정을 해명하는 기초의학의 한 분야이다.

그러나 이러한 학문이 하루아침에 탄생한 것은 아니다. 면역학이 나타나기 위해서는 첫째 작은 생명체의 존재가 증명되고 그 생활사가 밝혀져야만 했으며, 둘째로 이들 생명체와 숙주 사이의 관계를 설명할 개념 틀이 필요했다. 첫째 조건은 16세기 후반에 현미경이 발명되고, 미세한 생명체의 움직임이 1675년 레벤후크Leeuwenhoek에 의해 관찰되면서, 또 코흐의 정리에 의해 특정 세균이 특정 질병을 일으킨다는 이론적 토대가 마련됨으로써 충족되었다. 1870~80년대는 질병의 원인균이 연달아 발견된 '세균 사냥'의 시기였다. 이 시기에는 탄저병(1876), 임질(1879), 말라리아(1880), 결핵

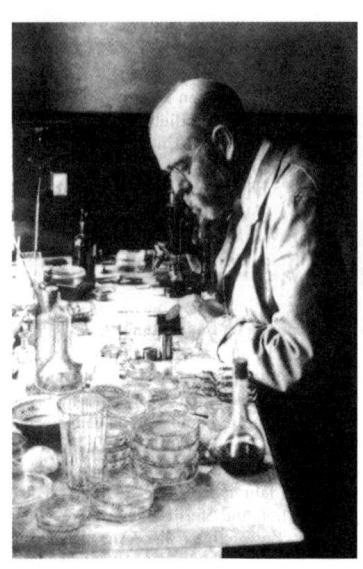

연구에 몰두하는 코흐 | 코흐에 의해 특정 세균이 특정 질병을 일으킨다는 이론적 토대가 마련됨으로써 작은 생명체의 존재가 증명되고 그 생활사가 밝혀질 수 있었다.

(1882), 콜레라(1883), 디프테리아와 파상풍(1884) 등의 원인균이 자신들의 존재를 드러내기 시작했다.

이와 함께 이들 질병을 예방하거나 치료할 수 있는 백신과 항독소도 연달아 개발되었다. 1881년 파스퇴르의 탄저균 백신을 시작으로 1885년 광견병 백신, 1890년 베링Behring과 기타사토 시바사부로北里柴三郎의 파상풍과 디프테리아 백신, 1891년 코흐의 디프테리아 항독소 등이 그것이다. 물론 이런 백신 개발의 배경에는 18세기 말에 도입된 제너의 우두법과 그보다 수백 년 앞서 중국에서 시작된 인두법의 두창(천연두)에 대한 예방 효과라는 역사적 경험이 있었다. 경험이 이론을 앞선 것이다.

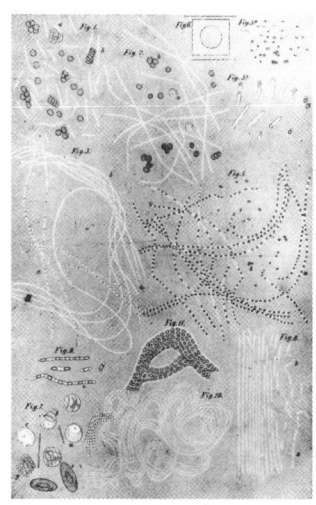

코흐의 논문에 실린 탄저병균 | 코흐는 탄저병균의 생활사와 감염 경로를 밝혔으며, 탄저병균 포자가 흙 속에서 여러 해 동안 살아 있을 수 있다는 사실을 보여주었다.

이러한 예방법이 수많은 생명을 구했다는 사실은 인정하지 않을 수 없다. 하지만 '어떻게' 또는 '왜' 그럴 수 있었는지에 대해서는 대부분의 과학자들이 적절한 답을 찾지 못했다. 어쩌면 그와 같은 의문을 가지게 된 것 자체가 시대적 요청이었는지도 모른다. 이처럼 과학과 의학은 미리 주어진 수많은 물음들에 답하기보다는 새로운 종류의 물음을 '발견'하면서 발전해왔다. 아무튼 이와 같은 물음에 답하기 위해서는 숙주와 병원체의 관계를 규명할 수 있는 새로운 개념 틀이 필요했는데, 그 필요에 부응해 탄생한 것이 바로 면역학이다.

두 면역설의 뜨거운 논쟁

과학과 의학의 역사가 늘 그렇듯이 면역학 분야 역시 뜨거운 논쟁을 통해 발전해왔다. 러시아의 동물발생학자 메치니코프Ilya Ilich Mechnikov (1845~1916)는 불가사리에 대한 연구를 수행하던 1882년에 시칠리아 해변에서 수집한 불가사리의 투명한 유충에 장미 가시를 찔러넣고 그 변화를 관찰했다. 그리고 얼마 후 수많은 대식세포macrophage들이 장미 가시 주위에 몰려드는 것을 경이롭게 바라볼 수 있었다. 그 세포들은 가시의 일부를 소화하기까지 했다. 이런 현상을 목격한 뒤 그는 질병의 예방 효과를 포함한 대부분의 면역 현상은 세포들이 이물질이나 세균에 반응하기 때문에 생긴다는 '세포면역설'을 주장했다.

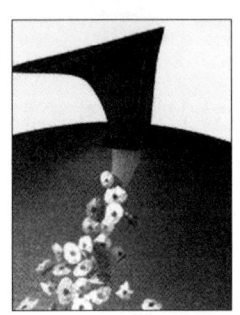

장미 가시에 찔린 불가사리 유충 | 불가사리의 투명한 유충에 장미 가시를 찔러넣은 모습으로, 가시 주위에 많은 대식세포가 몰려 있다.

이 이론은 즉각 뜨거운 반응을 불러일으켰다. 세포병리학의 토대를 닦은 당대 최고의 의학자 피르호는 그의 이론을 지지했지만, 파스퇴르와 함께 세균학의 양대 산맥을 이루고 있던 독일의 코흐 진영에서는 세포설에 대항해 '체액면역설'을 들고 나와 적극 대항했다.

'체액면역설'의 대표자가 바로 1910년, 살바르산 606호(606번의 실험 끝에 성공했다고 해서 붙은 이름)라는 매독 치료제를 개발해 화학요법chemotherapy의 새 장을 연 에를리히Paul Ehrlich (1854~1915)였다. 면역반응을 유기체와 외래 생명체 사이의 역동적인 관계로 파악한 메치니코프와는 달리, 그는 면역이 물질들의 삼차원적 구조와 구성 원소들의 친화성에 따라 자연적으로 일어나는 수동적 화학반응의 일종이라고 생각했다. 이 화학반응의 주인공이 바로 항원과 항체인데, 그들에게

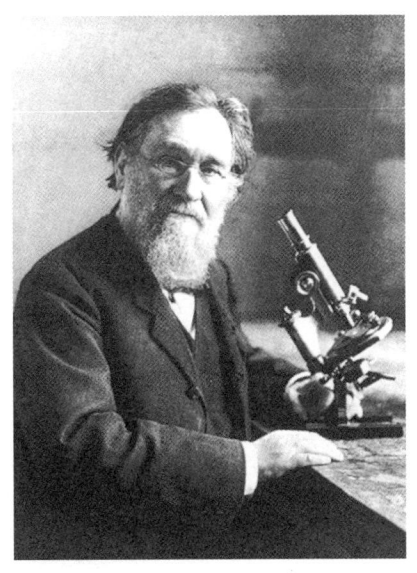

세포면역설을 주장한 메치니코프 | 그는 질병의 예방 효과를 포함한 대부분의 면역 현상은 세포들이 이물질이나 세균에 반응하기 때문에 생긴다는 세포면역설을 주장했다.

는 어떠한 즉흥성도 허용되지 않는다. 그들의 행동을 제어하는 것은 불변의 자연법칙이지 변덕스런 시나리오 작가나 감독, 또는 배우들의 자유의지가 아니기 때문이다.

반면 메치니코프의 세포면역설에서는 일정 정도의 자유가 허용된 대식세포와 외래 세균 또는 그 세균에 의해 파괴된 숙주 자신의 세포가 주인공이다. 자연법칙은 큰 테두리에서만 주인공들의 행동을 지시하고, 각 세포들은 각자의 역할을 소화하며 필요할 경우 서슴없이 즉흥적으로 반응한다. 메치니코프의 대식세포는 숙주의 의지와 관계없이 침입자에 접근하고 반응하며 임기응변에 능한 반半주체적 존재이지만, 에를리히의

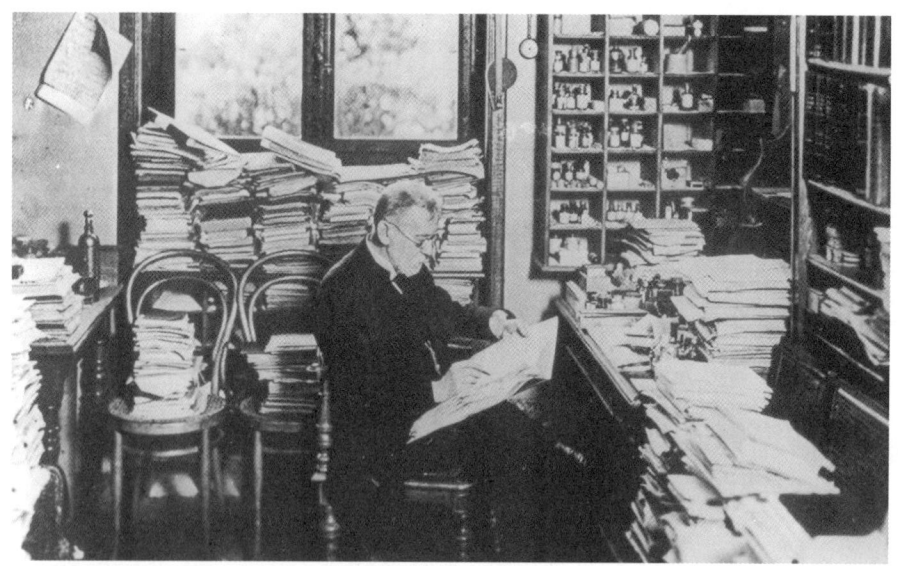

체액면역설을 주장한 에를리히 | 살바르산 606호란 매독 치료제를 개발해 화학요법의 새 장을 연 에를리히는 면역이 물질들의 삼차원적 구조와 구성 원소들의 친화성에 따라 자연적으로 일어나는 수동적 화학반응의 일종이라고 생각했다.

항원과 항체는 마치 자물쇠와 열쇠처럼 기계적 또는 화학적 친화성에만 의존하여 행동한다.

현대 면역학이 던지는 철학적 의미

일찍이 세포설과 체액설이 서로 대립하기보다는 상호보완의 관계를 갖는다는 주장이 있었는데, 1908년 노벨위원회는 메치니코프와 에를리히에게 공동으로 생리의학상을 수여함으로써 균형 잡힌 시각을 보여주었다. 하지만 19세기 말과 20세기 초의 과학은 철저한 기계적 세계관에 뿌리를 두고 있었으므로 메치니코프의 세포면역설을 받아들이기가 무척 어려웠을 것이다. 신체 일부가 자율성을 가진다는 생각 자체가 이미 버려진 것으로 여겨지던 생기론生氣論(vitalism)을 연상시켰기 때문이다. 실제로 이후의 의학사는 세포가 아닌 액체 즉 화학적 치료제의 무대였다. 1910년에는 에를리히가 '마법의 탄환'으로 불리는 살바르산 606호를 개발하여 속수무책이던 매독을 치료할 수 있게 되었고, 1935년에는 세균을 무력화시킬 수 있는 설파제가, 그리고 1940년대에는 페니실린이 개발되어 당시 치명적이던 폐렴 등을 부작용 없이 치료할 수 있게 되었다.

하지만 1950년대에 이르면 체액설의 치료 성과에 가려져 있던, 더욱 근본적이고 철학적인 문제들이 드러난다. 그것은 바로 우리 몸이 어떻게 자기 자신과 다른 유기체를 구별하는지에 대한 문제였다. 이렇게 생각의 틀을 바꾸어야 했던 것은 주로 장기 이식 등에서 나타나는 면역거부반응과 스스로 자신의 조직을 파괴하는 자가면역의 문제를 풀어야만 하는 현실적인 필요성 때문이었다. 생각의 틀을 바꾸자 새로운 연구 분야들이 개척되었는데, 그것은 주로 '나'가 '너'가 아니고 '나'일 수 있는 조건이 무엇인가에 대한 것이었다. 어째서 내 몸은 다른 사람에게서 이식받은 장기를 거부하는가? 자가면역질환에서 왜 나의 림프구는 나 자신을 공격하는가? 내 몸을 구성하는 수많은 구성 성분들은 어째서 서로에게 시비를 거는가? 같음과 다름의 조건은 무엇인가?

현대 면역학은 주로 이런 물음에 답하면서 발전해왔다. 그리고 부분적인 해결책을 내놓기도 했다. 몇몇 면역억제제가 개발되어 장기 이식에서의 면역거부반응을 크게 줄일 수 있었고, 줄기세포 연구를 통해 원천적으로 면역거부반응을 피할 수 있다는 가능성이 제시되기도 했다. 에를리히의 화학요법이 메치니코프의 세포설을 잠재웠듯이, 이러한 성과들은 또다시 우리 몸의 정체성에 관한 철학적 물음들을 잠재울지도 모른다.

하지만 현대 면역학은 우리에게 무척 귀중한 유산을 물려주었는데, 그것은 '나'가 '나'일 수만은 없다는 사실을 자각하게 된 것이다. 현대 면역학은, 나의 정체성은 수많은 '너'와의 관계 속에서 만들어지는 역동적인 '과정'일 뿐 절대로 고정된 '실체'가 아니라는 생물학적 증거를 제시해주었다. 이러한 증거들은 다양한 인문학적 상상력을 자극하는 것이기도 하다. 면역학이야말로 그동안 소원했던 과학과 인문학이 건전한 소통을 이룰 수 있는 소중한 매개가 되지 않을까 기대해본다.

●●●● Special Tip

몸속 작은 생명체가 주는 의미

■

　모든 세포는 내재적 감수성으로 인해 기능을 바꿈으로써 주위 조건의 변화에 자신을 적응시킬 수 있다. 그러므로 모든 살아 있는 요소들은 일정 정도의 면역을 획득할 수 있다. 그러나 동물의 신체에 있는 많은 세포 중에서도 가장 독립적인 식세포가 가장 먼저 그리고 가장 쉽게 감염성 질환에 대한 면역력을 얻는다. 식세포는 미생물과 그 독소들이 나타나는 곳으로 달려가 그것을 물리치는 세포이다.

메치니코프, 「감염병의 면역」(1901)

　동물의 면역은 몸속 세포의 에너지로 설명된다. 세포는 스스로 영양물질을 취하여 기생생물의 성장을 방해한다. 그 조건이 반대로 되면 감염이 일어난다. 즉 기생생물의 면역력이 감염의 원인 조건이다. 박테리아 세포는 똑같은 방식으로 숙주의 접촉 물질에 대한 면역을 얻어 혈장의 작용을 견뎌낸다.

에를리히, 「면역에 관하여」(1908)

　주의 깊게 계획된 화학요법에 대한 연구를 통해 원생동물 감염에 의한 질병, 나선균 감염에 의한 질병, 그중에서도 특히 매독 치료약인 살바르산 606호를 발견할 수 있었다. 이 약이 특이한 효과를 갖는다는 사실은 치료 후에 매독의 병원균 스피로헤타의 구성 성분에 대한 숙주의 반응인 바서르만 반응 Wasserman reaction이 사라지는 사실로 증명된다.

에를리히, 「나선균 감염의 실험적 화학요법에 관한 메모」(1910)

우리는 '자기self'를 생화학이나 유전학으로 정의할 수도 있고 선천적으로 주어진 어떤 것으로 볼 수도 있다. 그러나 면역학적 관점에서 볼 때 '자기'는 네트워크의 역동성 그 자체에 의해 규정된다. 이러한 인지의 영역에 들지 않는 것은 무시된다. 이것은 면역체계가 '자기'와 '비-자기non-self'의 경계를 설정하는 것이라고 보는 전통적인 개념과는 정반대다. 이런 관점에서 볼 때 '비-자기'는 없다. '자기'와 그 변형들이 있을 뿐이다. 자기가 아닌 어떤 것이 이질적인 것은 그것이 자기를 닮았거나 자기와 아주 조금만 다르기 때문이다. 이질적인 것의 사악함은 그것이 자기와 근접해 있음으로 인해 생기는 것이다.

바렐라Varela 외, 「면역과 신경 등의 인지적 연결망」, 「이론 면역학」(1988)

마루타의 권리선언

───── ● 생명의료윤리의 대두, 「뉘른베르크 강령」과 「헬싱키 선언」

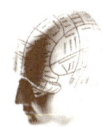

전쟁을 악용한 반인륜적 생체실험

현대사회에서 점차 중요성이 커지고 있는 생명의료윤리의 핵심적인 키워드로 '피험자의 자발성'과 '공공 감시' 두 가지를 꼽을 수 있다. 기관생명윤리심의위원회IRB는 그 대표적인 감시기구이다. 나치와 일제의 잔악한 생체실험을 경험한 인류는 인체의 전부 또는 일부를 연구에 사용하는 경우, 피험자나 제공자의 뜻을 최대한 존중해야 한다는 교훈을 얻었다. 나치의 인체실험에 관여한 의사와 과학자들은 법정에서 의학 발전, 난치병 치료, 국익 등 연구가 가져올 이익을 이유로 피험자들의 인권을 침해한 자신들의 행위를 옹호했다. 하지만 '뉘른베르크Nürnberg 재판'은 그러한 변명을 인정하지 않았으며, 아무리 연구 목적이 숭고하고 그 결과가 가져올(지도 모를) 이익이 클지라도 피험자의 자발적인 동의 없이는 정당성을 갖지 못한다고 선언했다.

뉘른베르크 재판보다 한 세기 앞서, 현대 실험의학을 반석 위에 올려놓은 프랑스 생리학자 베르나르는 "설령 과학과 의학의 발전에 기여하고 다른 사람의 건강과 복지에 도움이 될지라도, 피험자에게 조금이라도 해로움을 줄 수 있는 실험을 해서는 안 된다"라고 갈파한 바 있다. 당대 최고의 생명과학자가 그에 걸맞은 생명과 인간 존중의 모범을 보였던 것인데, 인류는 사상 최악의 경험을 통해 베르나르의 생각을 구체화할 수 있는 방법을 모색하게 되었다.

미국과 영국 등 2차 대전의 승전국도 반인류적인 인체실험의 혐의가 다분하지만, 특히 나치 독일과 일본제국(731부대와 100부대)은 전쟁포로, 죄수, 정신병 환자, 동성애자, 유대인, 조선인, 중국인 등 사회경제적 약자를 대상으로 온갖 인체실험을 자행했다. 이러한 연구에는 세균전·화학전에 관련된 실험과, 압력·추위 등 물리적 요인에 관련된 실험들이 있었다. 특히 악명 높았던 독일의 멩겔레Josef Mengele는 다음과 같은 실험들을 자행했다. 멩겔레가 행한 세균학 실험은, 쌍둥이 중 한 명에게 세균을 주입하여 죽으면 나머지도 같이 죽여 두

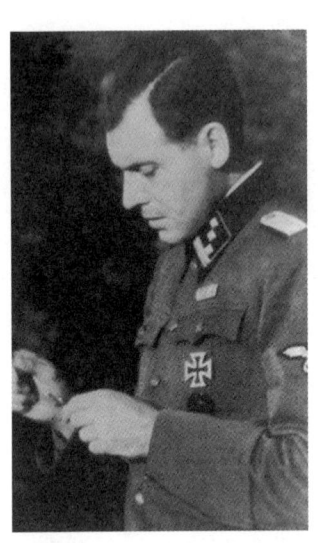

생체실험으로 악명 높았던 멩겔레 | 나치 독일과 일본제국은 사회경제적 약자들을 대상으로 온갖 생체실험을 자행했다.

시체의 장기들을 비교하는 것이었다. 어떤 쌍둥이들은 죽을 때까지 얼마만큼 혈액을 뽑을 수 있는지를 확인하는 실험에 사용되기도 했다. 피험자들은 거세되기도 했고, 수혈반응을 보기 위한 실험에 쓰이기도 했다. 멩겔레는 쌍둥이의 혈관과 장기들을 붙여 샴쌍둥이를 만들려는 실험도 했다. 이런 예는 끝이 없었다.

 2차 대전이 끝난 뒤인 1945년 10월에 전쟁범죄, 반평화범죄, 반인류범죄를 저지른 사람들을 처벌하도록 하는 국제협약이 마련되었다. 그리고 이 협약에 따라 인체실험에 관여한 23명의 독일 의사와 과학자를 심판하기 위한 뉘른베르크 재판이 열렸다. 1946년 12월 9일에 시작된 재판은 139회에 걸친 공판 끝에 1947년 8월 19일 판결을 내렸다. 반면에 일본제국주의가 저지른 생체실험에 대해서는 전승국 미국의 묵인 아래 어떠한 재판과 처벌도 이루어지지 않았다. 아직까지 일본이 과거 역사에 대해 진정한 반성과 사과를 하지 않고 있는 것과, 우리 민족이 반인류범죄의 직접적인 피해자임에도 불구하고 그러한 범죄에 대해 비교적 무감각한 것은 상당 부분 종전 후의 철저하지 못한 처리에서 기인한다.

인체실험에 관한 원칙을 세우다

 뉘른베르크 재판부는 나치 의사와 과학자들이 자행했던 인체실험을 판단하기 위한 의학적·윤리적 기준을 역사적인 고찰을 통해 찾으려고 노력했다. 그들은 고대 그리스의 「히포크라테스 선서」, 1803년 영국 의사

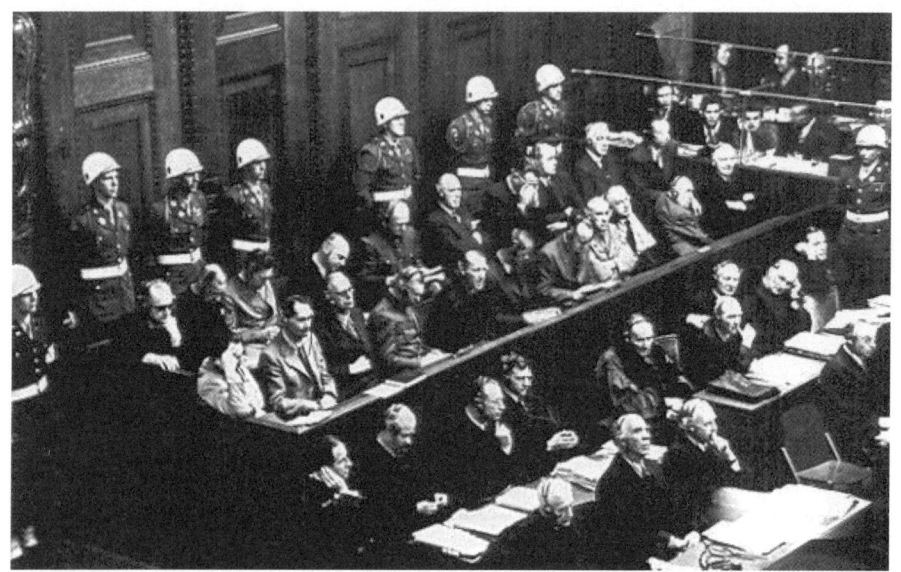

뉘른베르크 재판 | 2차 대전이 끝난 뒤인 1945년 10월에 전쟁범죄, 반평화범죄, 반인류범죄를 저지른 사람들을 처벌하도록 하는 국제협약이 마련되었다. 그리고 이 협약에 따라 인체실험에 관여한 23명의 독일 의사와 과학자들을 심판하기 위해 뉘른베르크 재판이 열렸다.

퍼시벌 Thomas Percival(1740~1804)이 만든 윤리강령, 미국의사협회의 1847년 윤리강령, 1865년 베르나르가 제안한 인체실험 원칙 등을 참조했다. 독일에서도 불완전하긴 하지만 1931년에 인체실험에 관한 윤리지침이 제정되었는데, 나치 의사들은 이 지침을 아예 무시했다.

뉘른베르크 재판부는 오랜 숙고와 논의 끝에 판결문 외에 강령 10개 조항도 함께 발표하기로 결정했다. 나치 전범들의 단죄뿐 아니라 앞으로 비슷한 일이 재발되지 않도록 하기 위해서였다. '허용 가능한 의학실험'이라는 제목의 이 10개 조항은 이후 「뉘른베르크 강령」으로 불리게 되었다. 재판부는 강령의 서문에서 "인체실험을 옹호하는 사람들은 그것이 사회에 이익과 선을 가져다주며 다른 방법으로는 마찬가지의 결과를 얻을 수 없기 때문이라고 주장하지만, 재판부는 도덕적·윤리적·법적 개념을 충족시키기 위해 특정한 원칙을 지켜야 한다는 점에 동의하였다"라고 적시했다. 이 강령은 결국 인체실험에 대한 견고한 기준을 확립하기 위해 만들어진 것이었다. 10개 조항 중에서도 핵심은 다음의 제1항이다.

"인체실험 대상자의 '충분한 정보에 근거한 자발적인 동의'는 절대적인 것이다. 이것은 실험 대상자가 동의를 할 수 있는 법적 능력이 있어야 한다는 의미이며, 어떠한 폭력·기만·협박·술책·강요가 없는 가운데 스스로 자유롭게 선택할 수 있는 권한이 주어져야 한다는 것이며, 분명한 이해와 지식에 근거하여 결정할 수 있도록 충분한 정보를 제공해야 한다는 의미이다. 이를 위해서는 실험 대상자에게 실험의 성격, 기간, 목적, 방법, 예상되는 불편과 위험, 건강상의 영향 등에 대해 알려줘야 한다. 이러한 책임은 실험을 지도하고 참여하는 연구자 개개인에게 있다."

「뉘른베르크 강령」은 사상 최초로 국제적으로 채택된 의학 연구 윤리강령으로서 그 의의가 매우 크다. 그 뒤 개별 국가 수준에서 또는 국제적 수준에서 마련된 윤리강령과 법규들은 「뉘른베르크 강령」에 기초를 두고 있으며, 따라서 강령의 효력은 점점 커졌다. 유엔이 제정한 「일반시민의 권리와 정치적 권리에 관한 국제협약International Convention on Civil and Political Rights」과 1947년 세계의사회WMA의 「제네바 선언」은 강령의 정신을 특히 잘 반영한 대표적 문서이다.

세계의사회는 「제네바 선언」 이후 인체실험 문제를 더욱 전문적으로 다루기 시작했다. 그리고 몇 해 동안의 면밀한 논의 끝에 1954년 제8차 총회에서 다음과 같은 「인체실험에 관한 결의: 연구와 실험 종사자를 위한 원칙」을 채택했다.

1. 실험은 언제나 피험자 개개인에 대한 존중의 원칙을 지켜야 하며, 자격을 갖춘 과학자들에 의해서 수행되어야 한다.
2. 실험 결과는 항상 사리분별과 조심성을 가지고 발표해야 한다.
3. 인체실험의 1차적 책임은 연구자에게 있다.
4. 건강한 피험자에 대한 실험에서 연구자는 충분한 정보를 제공한 뒤 자유의사에 의한 동의를 구하는 모든 절차를 취해야 한다. 환자가 피험자인 경우는 환자나 가까운 친지에게 동의를 구해야 한다. 연구자는 실험의 성격과 목적, 실험이 내포한 위험 등을 피험자나 피험자에 대해 법적 책임이 있는 사람에게 알려줘야 한다.
5. 대담한 수술이나 치료법은 오직 절박한 상태의 환자에게만 행할 수 있다.

참혹한 반성 뒤에야 안전장치 마련

세계의사회 윤리위원회는 그 후 1954년의 5개 조항을 수정하고 발전시켜 마침내 「헬싱키 선언」을 발표했다. 인간을 대상으로 하는 연구와 관련하여 의료인에게 지침이 되는 권고사항을 담은 「헬싱키 선언」은 1964년 핀란드 헬싱키에서 열린 세계의사회 제18차 총회에서 채택되었다. 「헬싱키 선언」의 주요한 개정은 1983년부터 1989년 사이에 이루어졌는데, 이를 통해 윤리성 심사를 위한 위원회에 관한 규정이 추가되었다. 또한 동의 여부를 판단하기 어려운 피험자의 경우, 법적 대리인의 동의만을 인정하도록 했다.

나치의 생체실험 만행은 '광기'에 의해 저질러진 것이 아니다. 뉘른베르크 재판에서 드러났듯이 그들은 과학의 진보, 난치병 치료, 국익 수호 등의 '성스러운' 목적 아래 '연구'를 했을 뿐이다. 「뉘른베르크 강령」이나 「헬싱키 선언」 같은 안전장치 없이 전쟁 승리, 국가 이익, 의학 발전이 인체실험을 정당화하는 가운데 나치와 일본제국의 실험은 최악의 만행으

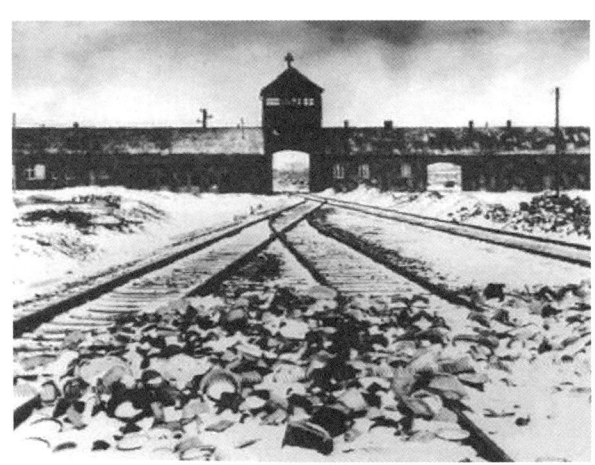

아우슈비츠 수용소 전경 | 전쟁 승리, 국가 이익, 의학 발전이라는 '성스러운' 목적이 인체실험을 정당화하는 가운데 나치의 실험은 최악의 만행으로 귀결되었다.

로 귀결되었던 것이다. 다시 말해 이러한 안전장치나 제동장치가 없다면, 또는 이것들이 제대로 작동하지 않는다면 만행은 언제 어디서든 재발할 수 있는 것이다.「헬싱키 선언」과「뉘른베르크 강령」은 참혹한 역사적 경험에 대한 반성과 성찰 위에 만들어진 인류의 대장전이다.

「뉘른베르크 강령」과「헬싱키 선언」이 나온 것은 나치의 생체실험에 대한 반성 때문이었다. 그런데 생체실험을 한 것은 나치만이 아니었다. 일본 제국주의의 731부대가 우리 선조를 대상으로 실시했던 생체실험은 그보다 더 끔찍했으면 했지 덜하지 않았다. 바로 우리 선조가 그런 참혹한 경험을 했는데도 불구하고, 2005년 '줄기세포 사태' 당시 일부 사람들이「헬싱키 선언」은 서양인들이 만든 것이니 문화가 다른 우리는 애써 준수할 필요가 없다고 했던 것은 세계사와 한국사에 대한 몰이해에서 비롯된 것이다.

●●●● **Special Tip**

「헬싱키 선언」의 주요 조항들

■

 2004년 도쿄에서 개최된 세계의사회 제56차 총회에 이르기까지 일곱 차례에 걸쳐 보완된 「헬싱키 선언」(총 32개 조항)의 주요 조항은 다음과 같다.

1. 세계의사회는 의사 및 그 밖의 관계자들에게 인간을 대상으로 하는 의학 연구에 관한 지침을 제공하기 위해 이에 대한 윤리 원칙으로 「헬싱키 선언」을 개발해왔다. 인간을 대상으로 하는 의학 연구에는 신원 식별이나 증명이 가능한 사람의 자료에 대한 연구도 포함된다.
2. 인류의 건강을 증진·보호하는 것은 의사의 의무이다. 의사는 자신의 지식과 양심을 바쳐 이러한 의무를 수행해야 한다.
3. 세계의사회의 「제네바 선언」에서 "내 환자의 건강이 나의 으뜸가는 관심사다"라고 선언함으로써 의사에게 그러한 의무를 부여하고 있으며, 「의료윤리 국제강령」에서는 "환자의 신체와 정신 상태를 약화시킬 수도 있는 치료 행위를 하는 경우, 의사는 오직 환자의 이익만을 위해서 행동해야 한다"라고 선언하고 있다.
4. 의학의 발달은 궁극적으로 인간을 대상으로 하는 실험에 근거한 연구를 기본으로 하여 이루어진다.
5. 인간을 대상으로 의학 연구를 하는 경우, 연구로 인한 과학적·사회적 이익

보다는 대상이 되는 피험자의 안녕을 우선적으로 고려해야 한다.

6. 인간을 대상으로 하는 의학 연구의 가장 중요한 목적은 질병의 예방·진단·치료 과정을 개선하고, 질병의 발병 원인과 병리에 대한 이해의 향상이다. 예방·진단·치료 방법이 이미 증명된 최선의 것이라 하더라도, 그 유효성·효율성·접근성 그리고 질에 관한 연구를 통해서 끊임없이 발전시켜야 한다.

7. 현재의 의료 시술과 의학 연구에서, 대부분의 예방·진단·치료에는 위험과 부담이 따른다.

8. 의학 연구는 인간을 존중하며 인간의 건강과 권리를 보호하고자 하는 윤리 기준에 합당해야 한다. 약자의 처지에 있는 연구 대상 집단에는 특별한 보호가 요구된다. 경제적·의학적으로 불리한 처지에 있는 사람들의 특별한 요구를 인식할 필요가 있다. 또한 스스로 동의할 수 없거나 거부할 수 없는 사람, 강제에 따라 동의할 우려가 있는 사람, 연구로부터 이익을 얻을 수 없는 사람, 그리고 해당 연구가 자신의 치료와 관계 있는 사람에 대해서 특별한 주의를 기울여야 한다.

9. 연구자는 인간을 대상으로 하는 연구에 적용되는 국제적 요건뿐 아니라 자기 나라의 윤리적·법적 규제 조건들도 숙지해야 한다. 어떠한 나라의 윤리적·법적 규제 조건도 이 선언에서 명시하고 있는 연구 대상자에 대한 보호를 약화시켜서는 안 된다.

11. 인간을 대상으로 하는 의학 연구는 일반적으로 인정되는 과학적 원칙에 따라야 한다. 연구는 과학문헌이나 그 밖의 관련 정보자료에 대한 충분한 지식, 적절한 실험실, 그리고 필요하다면 동물실험 등에 근거하지 않으면 안 된다.

13. 인간을 대상으로 하는 각 실험 절차의 설계와 실행은 연구계획서에 명시해야 한다. 계획서는 고찰·논평·조언을 구하기 위해, 그리고 계획이 적절한 경우 승인을 얻기 위해 특별히 구성된 윤리심사위원회에 제출해야 한다. 이 위원회는 연구자나 후원자 등 부적절한 영향을 미칠 수 있는 어떠한 종류의 외부 영향으로부터도 독립성을 유지해야 한다. 이 독립된 위원회는 연구가 수행되는 국가의 법과 규제 사항을 준수해야 하며, 또한 진행 중에 있는 실험의 감독 권한을 가진다. 연구자는 위원회에 감독에 필요한 정보, 특히 중대한 부작용에 관한 정보를 제공할 의무가 있다. 또한 연구자는 연구비·후원자·연구기관 사이의 제휴 관계, 그 밖에 발생할 수 있는 이해의 충돌, 그리고 연구 대상자에 대한 보호 등에 대해 위원회가 검토할 수 있도록 자료를 제출해야 한다.
15. 인간을 대상으로 하는 의학 연구는 과학적 자격을 갖춘 연구자가 임상적으로 적합한 의사의 관리 감독하에 수행해야 한다. 연구 대상자에 대한 책임은 항상 의학적 자격을 갖춘 사람이 져야 하며, 연구 대상자가 연구에 동의했다고 그에게 책임을 지위서는 안 된다.
17. 의사는 관련 위험에 대한 적절한 평가와 충분한 관리가 이루어지고 있다고 확신할 수 없는 경우, 인간을 대상으로 하는 연구에 관여하지 않아야 한다. 의사는 실험을 통해 얻어지는 잠재적 이익보다 위험성이 더 크다고 판단하는 경우, 어떠한 종류의 연구도 중단해야 한다.
20. 연구 대상자는 자원자여야 하며 충분한 설명을 들은 다음 연구에 참여토록 해야 한다.
21. 연구 대상자는 자신의 존엄성을 존중받을 권리가 있다. 연구 대상자의 사생활 보호, 환자 개인정보의 비밀 유지, 그리고 연구 대상자의 신체적·정

신적 존엄성 및 그들의 인격에 미치는 부정적 영향을 최소화하기 위한 모든 예방조치를 강구해야 한다.

22. 인간을 대상으로 하는 모든 연구에서 연구자는 연구 대상 예정자에게 연구의 목적, 방법, 연구비의 출처, 가능한 이해관계의 충돌, 연구자와 관련 기관의 관계, 예상 가능한 이익, 잠재적 위험, 필연적으로 수반되는 불쾌한 상황 등에 대해 충분히 알려주어야 한다. 연구 대상자에게 연구에 참여하지 않을 수 있는 권리, 언제라도 아무런 보복 없이 연구 참여를 취소할 권리가 있음을 알려주어야 한다. 연구 대상자가 이러한 사항에 대해 이해했다는 사실을 확인한 뒤, 의사는 연구 대상자의 자유의지에 의한 동의를 가급적이면 문서로 받아야 한다. 문서에 의한 동의를 얻지 못했을 경우에는 그 동의 내용을 공식적으로 문서화하고 증인의 증명을 얻어야 한다.

23. 연구와 관련하여 동의를 얻는 경우, 의사는 연구 대상자가 의사와 종속관계에 있거나 강요에 의해 동의했을 가능성이 있는지 특히 주의해야 한다. 고지 동의는 연구 내용을 잘 알고 있으면서 해당 연구와 관련이 없고 연구와 완전히 독립적인 관계에 있는 의사를 통해 얻어야 한다.

27. 논문 저자와 논문 출판인에게는 윤리적인 의무가 있다. 연구 결과를 출판하는 경우, 연구자는 그 결과의 정확성을 유지할 의무가 있다. 긍정적 결과뿐 아니라 부정적 결과도 함께 발표하거나 다른 방법으로라도 발표하여 이용할 수 있도록 해야 한다. 연구비 출처, 관련 기관과의 관계, 가능성 있는 어떠한 이해관계의 충돌도 출판할 때 명시해야 한다. 이 선언에 규정한 원칙에 맞지 않는 실험보고서는 출판해서는 안 된다.

29. 새로운 방법의 이익·위험·부담·효과가 현재 최선으로 인정받고 있는 예

방·진단·치료법과 비교 검증되어야 한다. 이것은 검증되지 않은 예방·진단·치료법을 수행하는 연구에서 위약僞藥의 사용을 배제하거나 치료제를 사용하지 않는다는 것을 뜻하는 것은 아니다.

30. 연구 종료 후 연구에 참여한 모든 환자는 연구에 의해 증명된 최선의 예방·진단·치료법의 이용을 보장받아야 한다.

히포크라테스
'선서'만 있고 '정신'은 없다

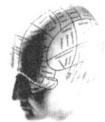

──────── ● 한국 의철학의 과제

의학이 인문학의 수혈을 받아야 하는 이유

우리나라 모든 의과대학 교정에는 히포크라테스의 조각상이 세워져 있다. 그리고 그 밑에는 "나의 생애를 인류 봉사에 바칠 것을 엄숙히 서약하노라"로 시작하는 유명한 선서가 새겨져 있다. 이 선서는 의사를 비롯한 모든 의료인의 행동을 규율하는 세계 공통의 규범으로 알려져 있다. 그래서 잘못을 저지른 의사를 나무랄 때는 예외 없이 이 선서를 들먹인다. 여기에 의술은 본질적으로 인술仁術이라는 동아시아 전통의 가치가 덧붙여진다. 의업은 본질적으로 신성하며, 모든 의사가 이 가치에 봉사할 것을 명하고 있는 것이다.

하지만 현실은 이러한 이상과는 거리가 멀다. 의약 분업을 둘러싸고 벌어졌던 논란과 의사들의 파업투쟁, 한의사와 약사, 의사와 한의사 간의 직역 다툼, 상업적 의료의 급속한 확산 등은 우리가 더 이상 2,500년 전의 가치에 무조건적으로 헌신하지 못하고 있다는 증거다. 그렇다면 이렇게 현실과 이상이 조화를 이루지 못하는 이유는 무엇 때문인지 한번 따져보자.

결론부터 말하면, 이 사태의 가장 근본적인 이유는 우리가 지나온 시대와 공간의 의학사상을 제대로 소화하지 못한 데 있다. 아니 어쩌면 보편적 과학인 의학에 무슨 사상이 있겠냐고 되묻는 우리 시대의 문화적 천박성에 더 근본 원인이 있는지도 모른다. 우리가 언제 한번이라도「히포크라테스 선서」에 담긴 시대상을 진지하게 검토해본 적이 있는가? 그런 선서가 나오게 된 역사적 배경이 무엇인지, 당시의 상황과 지금의 현실은 어떻게 다른지, 그것이 우리의 문화와 시대적 현실에 어떻게 접목될 수 있는지에 대해 심각하게 고민한 적이 있는가? 관례에 따라 조각상을 세우고 반성 없이 선서를 낭독하는 무미건조한 형식주의로는 절대로 이런 상황을 극복하지 못한다. 우리 의학이 인문학의 수혈을 받아야 하는 이유가 바로 여기에 있다.

신화·역사·과학이 어우러지는 의철학

하지만 우리와 다른 환경에서 살아온 외국의 학자가 쓴 교과서로 역사와 윤리를 가르친다고 해서 모든 문제가 해결되지는 않는다. 우리는 우리 나름의 역사와 전통을 가지고 있고 그것은 서구인들의 경험과는 사뭇 다르기 때문이다. 물론 서양 의학이 우리 의학의 주류가 된 지 오래이고 사회의 모든 부문이 서구화한 마당에 무슨 전통이 필요하겠냐고 반문할 수도 있다. 하지만 싫든 좋든 서양 의학과 한의학이 공존하고 있고 갈수록 비정통 의학에 대한 관심이 높아가는 상황에서 이와 같은 반성은 필수적이다.

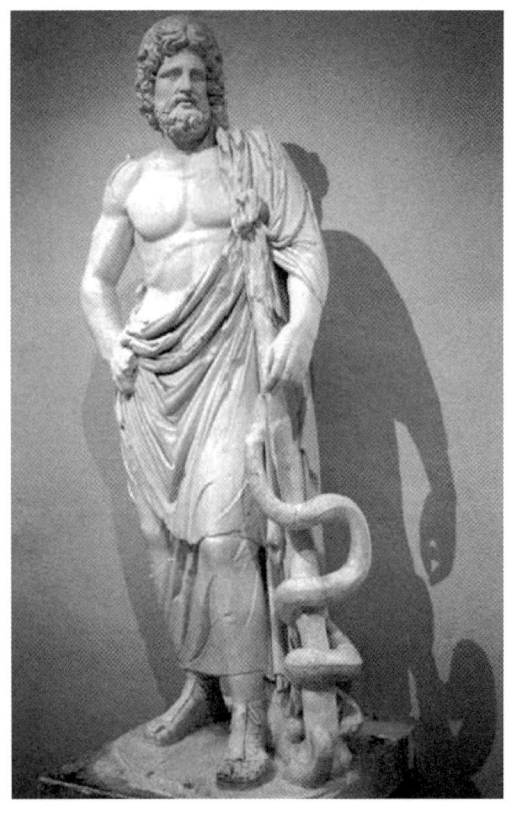

의학의 신, 아스클레피오스 | 「히포크라테스 선서」의 첫머리는 그리스신화의 신들이 신성한 선언의 증인임을 밝히고 있다. 아스클레피오스는 질병 과정에 개입하여 그 경과를 바꾸는 역할을 하므로 치료의학을 대표한다.

이러한 작업은 대체로 의학의 역사 속에서 객체적 사실을 찾아내고(의학사), 그 속에서 당시를 살았던 사람들의 사유양식을 읽어내며(의학사상사), 그것을 지금의 현실에 비추어 재해석하는(의철학) 단계로 이루어진다. 우리의 경우 서양 의학과 한의학 모두가 이러한 반성의 대상이 되므로 세 번째 단계인 의철학의 과제가 남다를 수밖에 없다. 하지만 이 짧은 글에서 이 과제를 수행할 수는 없으므로 먼저 동서 의학의 사상적 전통을 간략히 되짚어보면서 우리 의철학의 과제가 무엇인지 생각하는 것으로 만족할 수밖에 없다.

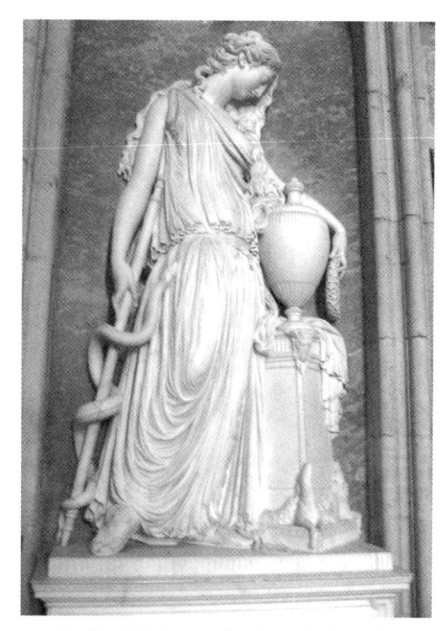

위생의 여신, 히기에이아 | 병에 걸린 사람이 그 병을 극복할 수 있도록 도와주는 위생과 보건의 수호신으로, 예방의학과 보건학을 대표한다.

예전에 방문했던 네덜란드의 네이메겐Nijmegen 의과대학에는 히포크라테스의 조각상이 없었다. 고대 그리스신화에 나오는 의학의 남신 아스클레피오스와 위생의 여신 히기에이아의 상이 건물 양쪽에 서 있을 뿐이었다. 첨단의 과학적 의학을 선도한다는 유럽의 의과대학이 미신을 타파하고 자연의학을 세운 히포크라테스 대신 허구와 상상으로 만들어진 신화를 내세우다니!

이런 의문은 「히포크라테스 선서」의 원문과 르네 뒤보의 『건강 유토피아』를 읽은 다음 말끔히 해소되었다. 「히포크라테스 선서」의 첫머리는 바로 이 신들이 신성한 선언의 증인임을 밝히고 있었으며, 뒤보는 서양 의학의 역사가 바로 이 두 신들이 우열을 겨루면서 상호 작용해온 역사임을 담담히 밝히고 있었다. 아스클레피오스는 질병 과정에 개입하여 그 경과를 바꾸는 역할을 하지만, 히기에이아는 병에 걸린 사람이 그 병을 극복할 수 있도록 도와주는 위생과 보건의 수호신이다. 현대적 의미에서 볼 때 전자는 치료의학을 대표하고 후자는 예방의학과 보건학을 대표한다고도 할 수 있으며, 동양적 사유문법으로 번역하면 전자는 양이요, 후자는 음이다. 양이 성하면 음이 쇠하고 음이 성하면 양이 쇠하기 마련인데, 뒤보는 놀랍게도 서양 의학의 역사가 이러한 상보적 관계에 따라 변해왔다고 보았으며, 네이메겐 의과대학 교정의 풍경은 이러한 역사관을 상징적으로 보여준다.

　여기서 우리는 신화와 역사, 그리고 과학이 기묘하게 어우러지면서 이어지는 서양 의학의 모습을 본다. 자연의학의 선구인 인간 히포크라테스를 신전의학神殿醫學의 주신인 아스클레피오스의 후손으로 기록한 역사에서도, 첨단과학의 전당인 21세기 의과대학에서도 신화적 상상력은 그 빛을 잃지 않고 있으니 말이다. 이처럼 그들은 신화─역사─과학의 연속성을 사유하면서 자신들의 의철학을 발전시키고 있었다.

진정한 '의醫'를 그려내야

　동아시아의 의학 전통 또한 이와 크게 다르지 않다. 고대 중국에는 황제·신농·복희와 같은 전설적 황제가 있어 각각 의술·약초·길흉을 관장했다. 이들은 서로 우열을 가리지는 않았지만, 그중에서도 황제만이 정교한 의학 이론을 남겨 후세에 전하므로 서양의 히포크라테스와 비교되곤 한다. 이 둘은 모두 초자연적인 힘에 의지하지 않고 자연현상으로 질병을 설명한다는 공통점을 가지고 있다. 이론의 구조는 다르지만 영웅적 치료법이 아닌 온화한 방법을 선호한다는 점도 같다. 황제·신농·복희의 이야기는 신화가 아닌 전설이지만, 역사로 기록되고 지금도 실제 임상에 응용된다. 이 점은 서양 의학의 신화―역사―과학의 구도와도 일치한다. 즉 전설―역사―임상의 연속성이 유지되고 있으며, 이것이 바로 동아시아 의철학의 근거가 된다.

　19세기 말 서양 의학이 들어오면서 이러한 연속성이 심각한 위기를 맞는다. 신화와 전설, 과학과 임상이 부딪치면서 심한 불협화음을 만들어냈는데, 과학이 임상의 유일한 근거가 되면서 전설과 역사가 부정되었다. 1934년 9개월이나 지속된 양·한방 사이의 지상 논쟁은 이러한 불협화음의 소산이다. 하지만 그 논쟁의 내용을 들여다보면 허구한 날 머리띠를 동여매는 이 땅의 의사와 한의사들이 너무 안쓰러워진다. 70여 년 전의 논쟁에서는 그나마 수준 높은 철학과 이 땅을 살아가는 민중의 건강을 걱정하는 진정성이 느껴지지만, 「히포크라테스 선서」를 한 지금의 의료인이 벌이는 투쟁에서는 '인류 봉사'의 의지가 전혀 느껴지지 않기 때문이다. 오죽하면 양쪽의 대립을 다루는 신문기사의 제목이 "또 싸운다. 또!"였을까? 싸울 때 싸우더라도 무엇 때문에 싸워야 하는지는 알아야 하지 않겠는가. 그 이유를 알아내고 진정한 '의醫'의 모습을 그려내는 것이 오늘 여기에 서 있어야 할 의철학의 과제이다.

 우리 의철학의 모습이 서양인의 그것과 같아야 할 이유는 전혀 없다. 서양의 과학적 의학을 받아들이기는 했어도 우리는 그보다 훨씬 더 오랜 전통과 문화를 가지고 있기 때문이다. 서양 의학의 역사와 전통을 심각하게 받아들이되 반드시 우리의 전통을 그 배경으로 해야 한다. 의철학을 의학철학으로 옮기지 않는 것도 같은 이유에서다. 우리 전통에서의 '의'는 학문적 체계(의학)만을 뜻하지 않는다. '의'는 학문醫學과 실천적 지혜醫術와 덕스러운 마음가짐醫德으로 완성된다. 우리에게 필요한 것은 이 셋을 함께 녹여낼 용광로이지 의학 이론과 기술과 행동강령을 따로 떼어내 입력하고 계산할 컴퓨터가 아니다. 의철학은 이러한 용광로가 되고자 한다.

Special Tip

인생은 짧고 의술은 길다

■

　인생은 짧고 의술은 길다. 기회는 잡기 어렵고 실험은 위험하며 판단은 어렵다. 의사가 필요하다고 생각하는 일을 했다고 임무가 끝나는 것은 아니다. 환자와 간병인이 제 역할을 다해야 하며 주변 상황 또한 매우 중요하다.

　어떤 환자는 자신의 병이 위중하다는 걸 알면서도 의사가 실력이 있고 성실하다고 믿는 것만으로도 건강을 회복한다.

　의술은 다른 모든 기술과 구분되는 특징을 갖고 있다. 그러나 이 사실을 알지 못하는 의사들과 잘못된 기준으로 의사를 판단하는 사람들의 무지로 인해 의술은 가장 존경받지 못하는 기술이 되었다. 이러한 잘못의 가장 중요한 원인은 다음과 같다. 의술을 행하는 자가 어떤 잘못을 저질렀을 때 국가는 그를 처벌하지 않는다. 다만 불명예만이 유일한 처벌이다. 불명예는 사람을 직접적으로 해치지는 않는다. 그래서 명예를 얻지 못한 의사가 많아졌다. 그런 사람은 연극의 엑스트라와 같다. 이 사람은 배우의 의상과 가면을 차려입고 무대에 나타나기는 하지만 배우라고 할 수는 없다. 많은 사람들이 의사라는 이름을 내걸지만 진정으로 의사인 사람은 많지 않다.

의사는 다음과 같은 마음 자세를 가져야 한다. 의사는 침묵이 필요할 때 침묵해야 할 뿐 아니라 절제된 삶을 살아야 한다. 이것이 그의 평판을 좋게 할 것이다. 명예로운 남자의 기질을 갖도록 노력해야 하며, 다른 사람에게 친절하고 편하게 대해야 한다. 조급하고 충동적인 행동은 그것이 치료에 도움이 된다 하더라도 피해야 한다. 환자의 이야기를 들을 때는 동정심이 가득한 표정을 지어야 하며 당황한 기색을 보여서는 안 된다. 무례하고 뻔뻔스럽다는 인상을 줄 수 있기 때문이다. 반대로 너무 쉽게 웃고 항상 즐거운 사람도 부담스럽기는 마찬가지다. 이런 태도도 피해야 한다.

「법Law」, 「히포크라테스 전집」, 눌랜드, 「의사들: 의학의 자서전」(1995)에서 재인용

히기에이아와 아스클레피오스에 대한 신앙은 의학의 뚜렷한 두 가지 견해 사이에서 분명히 나타나는 의견 차이를 상징하고 있다. 히기에이아를 숭배하는 사람들에 따르면, 건강이란 자연의 법칙에 따라 우리의 생활을 현명하게 영위해 나간다면 충분히 성취 가능한 적극적인 존재이다. 따라서 가장 중요한 의학의 과업은 건강한 육체에 깃드는 건전한 정신을 지켜나갈 수 있는 자연법칙을 발견해서 그것을 가르치는 일이다. 그러나 세상이 더욱 회의적으로 기울어지고 너무 야박해질수록 아스클레피오스의 후계자들은, 의사의 주된 역할이 일상생활에서 돌발적으로 생겨나는 여러 장애를 고쳐줌으로써 병을 다스리고 건강을 회복시키는 일이라고 믿게 되었다.

르네 뒤보(허정 옮김), 「건강 유토피아」(1994)

◉ 필자별 목차

| 강신익 |

제2부　300년 전 성직자도 직업병 앓았다_노동의학의 시조, 라마치니

제3부　몸을 두드려라 병이 답하리라
　　　　_근대 임상의학의 사유방식, 시드넘과 아우엔브루거

제3부　우리 몸은 세포들의 공화국_사회의학의 원조, 피르호

제3부　고통은 재앙일 수도 축복일 수도 있다_고통과 마취의 역사

제5부　과학과 인문학이 통하는 길_끝나지 않은 면역 논쟁

제5부　히포크라테스 '선서'만 있고 '정신'은 없다_한국 의철학의 과제

| 신동원 |

제1부　주술을 멈추고 한의학의 세계를 열다_동아시아 최고의 의학 경전, 『황제내경』

제1부　동아시아 의학을 관통하는 지도_동양 의학의 집대성, 『동의보감』

제2부　한의학에도 외과수술이 있었다_동아시아의 해부학

제4부　한국 고유 의학의 등장_이제마의 사상의학

제4부　알렌과 지석영 뒤에 숨은 제국주의의 메스_서양 근대의학의 수입

제4부　위생경찰, 식민지 조선의 통치 기반_일제강점기의 위생경찰

제4부　한의학 '열등생' 취급 이의 있소!_1930년대 한의학-서양 의학 논쟁

| 여인석 |

제1부 의학계의 아리스토텔레스_서양 의학의 집대성, 갈레노스

제2부 병 원인은 별들에게 물어봐_파라켈수스의 도전

제2부 누가 더 근대적이었나?_데카르트와 하비

제2부 천연두의 완치, 그 출발점은 동양 의학_제너와 종두법

제3부 사회적 관점에서 건강과 질병을 바라볼 때_위생개혁운동, 채드윅과 비예르메

제4부 동서 의학의 회통을 꿈꾸다_최한기의 의학사상

제5부 살아 있는 사람의 몸 안을 들여다보다_엑스선의 발견

| 황상익 |

제1부 질병과 신을 떼어놓다_합리적 의학의 탄생, 히포크라테스

제2부 인체 해부로 의학의 새 시대를 열다_해부병리학의 탄생, 베살리우스와 모르가니

제2부 수술칼을 든 이발사, 히포크라테스를 넘다_외과의 근대화, 파레와 헌터

제3부 진정한 실험의학자는 철학자여야 한다_실험의학의 기반을 다진 베르나르

제3부 기념비적인 연구, 그리고 뛰어난 정치력_세균학을 개척한 파스퇴르

제5부 마루타의 권리선언_생명의료윤리의 대두, 「뉘른베르크 강령」과 「헬싱키 선언」

● 4명의 의학인문학자가 추천하는 참고도서

김교빈·박석준 외, 『동양철학과 한의학』, 아카넷, 2005.
김남일·신동원·여인석, 『한 권으로 읽는 동의보감』, 들녘, 1999.
김용헌, 『혜강 최한기』, 예문서원, 2005.
김종덕·안상우·이경성, 『이제마 평전』, 한국방송출판, 2002.
니, 마오싱(조성만 옮김), 『알기 쉽게 풀어 쓴 황제내경』(1~3), 청홍, 2002.
데카르트, 르네(이현복 옮김), 『방법서설―정신지도를 위한 규칙들』, 문예출판사, 1997.
뒤보, 르네(이재열 옮김), 『파스퇴르―과학을 향한 끝없는 열정』, 사이언스북스, 2006.
라마치니(정규철 옮김), 『직업인의 질병』, 동명사, 1990.
라이언즈, A. S. 외(황상익 외 옮김), 『세계의학의 역사』, 한울, 1994.
로빈스, 루이즈 E.(이승숙 옮김), 『미생물의 발견과 파스퇴르』, 바다출판사, 2003.
롱, 에스먼드 R.(유은실 옮김), 『병리학의 역사』, 울산대학교 출판부, 1997.
박윤재, 『한국 근대의학의 기원』, 혜안, 2005.
반덕진, 『히포크라테스 선서』, 사이언스북스, 2006.
반덕진, 『히포크라테스의 발견』, 휴머니스트, 2005.
베르나르, 클로드(유석진 옮김), 『실험의학방법론』, 대광문화사, 1985.

쉐켈포드, 졸(강윤재 옮김),『현대 의학의 선구자 하비』, 바다출판사, 2006.

신동원,『한국근대 보건의료사』, 한울, 1997.

신동원,『호열자 조선을 습격하다 ― 몸과 의학의 한국사』, 역사비평사, 2004.

야마자키 미치오(이준일 옮김),『뢴트겐의 생애』, 고문사, 2004.

울프, 헨릭 외(이호영 외 옮김),『의학철학』, 아르케, 1999.

이선구,『시의 갈레누스』, 뿌리출판사, 2006.

이홍우,『제너가 들려주는 면역이야기』, 자음과모음, 2006.

조헌영,『통속 한의학 원론』, 학원사, 2001.

주아나, 자크(서홍관 옮김),『히포크라테스』, 아침이슬, 2004.

카셀, 에릭 J.(강신익 옮김),『고통받는 환자와 인간에게서 멀어진 의사를 위하여』, 들녘, 2002.

카이저, 에른스트(강영계 옮김),『파라켈수스』, 한길사, 1997.

타다 토미오(황상익 옮김),『면역의 의미론』, 한울, 1998.

토버, 알프레드(김숙진 옮김),『어느 의사의 고백』, 지호, 2003.

펜스터, 줄리 M.(이경식 옮김),『의학사의 이단자들』, 휴먼앤북스, 2003.

한학수,『여러분! 이 뉴스를 어떻게 전해 드려야 할까요?』, 사회평론, 2006.

허정,『서양보건사』, 신광출판사, 1997.

헤거, 쿤트(김정미 옮김),『삽화로 보는 수술의 역사』, 이룸, 2005.

황상익,『첨단의학시대에는 역사시계가 멈추는가』, 창비, 1999.

● 찾아보기

ㄱ

『가장 훌륭한 의사는 또한 철학자이다』 37
간질 20
갈레노스 33~38, 40, 41, 57, 60, 68, 69, 79, 85, 87, 135
『갈레노스 전집』 35, 36
『건강 유토피아』 264
결찰법 109
결핵 239
〈경락도〉 129
고고병리학 65
『고금의감』 50
「고대의학에 관하여」 15
고보형 30
공신 50
공의 58
공중보건 179~181, 203, 205
『과학혁명의 구조』 40
관자 29
광견병 159~161, 239
광물학 57
국소병리학 85
규폐증 60
그리스 19, 22
그리스신화 66, 263
근대외과학 168
『급성병의 역사와 치료에 관한 의학적 고찰』 103
기계론 75, 76
기백 27
기초의학 152
『기측체의』 224
기타사토 시바사부로 239
기하학 37
기학 224

ㄴ

나겸보 50
나치 247, 248, 253
『남부 내과-외과 저널』 170
남의 48
「내경」 46
『내과신설』 219
내과의사 118
노동의학 69
『노동자의 질병』 72, 68, 71
노벨상 164
「뉘른베르크 강령」 250, 251, 253, 254
뉘른베르크 재판 247, 248, 249

ㄷ

다 비고 107
다 빈치 89
대식세포 240, 241
데카르트 74~76, 78~80

동물 해부 85
동물실험 111, 135, 136, 141
동의 48, 50
『동의보감』 30, 42~46, 48, 49, 51, 123, 125, 127, 192
『동의수세보원』 191, 192
디프테리아 239

ㄹ

라마치니 68, 69, 71, 72
라에네크 99, 100
라예르 138
러들러 119
레벤후크 238
로크 95, 96
로키탄스키 146
롱 169, 171~173
뢴트겐 231~233, 236
루이 180
르네 뒤보 66, 264
리스터 155, 156
린네 58

ㅁ

마거리트 유르스나르 58
마불산 127
마왕퇴 한묘 28
마장디 135, 138, 139
마취제 127, 128, 171, 174
말라리아 238
매독 241, 243
맥스웰 232

메치니코프 240~243, 245
맹겔레 248
면역법 161
면역학 238, 240, 243, 244
모르가니 83~85
모턴 169, 171, 172
『무원록』 129
『물, 공기, 장소에 대하여』 69

ㅂ

『박물신편』 219
박지원 42
박테리오파지 237
발살바 84
『방법서설』 76
방사선 진단법 85
백광현 126
백신 239
베렌가리우스 89
베르나르 110, 135~141, 144, 164, 248, 250
베를린학파 135
베링 239
베살리우스 83, 86, 87, 89, 90, 92, 93, 146
벨-마장디 법칙 138
병리관 60
병리의사 83
병리학 142~144, 188, 190
병변 83
보일 95
『보편 외과학』 109

복희 222, 265
본체론 83
『본초경』 50
본초학 30, 58
『부영신설』 219
북의 48
분자생물학 146
브뤼케 135
비샤 83, 85
비스마르크 149
비예르메 176, 180, 181, 183

ㅅ
사상의학 188~194
사상인 188~191
사장사부 189
4체액설 38, 39
사회의학 145, 152
사후부검 83, 84
산업의학 69
삼재론 224
『상한론』 30, 31, 192
『새로운 종류의 선에 대하여』 236
생기론 243
생리학 77, 142~144, 188, 190
『생리학과 병리학에 기초한 세포병리학』 153
생명과학 136
생명윤리심의위원회 247
생체실험 135, 138, 139, 247, 253
『서양철학사』 74
『서의약론』 219

선교 의사 220, 221
성병 112
『성호사설』 128
세계의사회 251, 252, 255
세균병인설 85, 151
세균설 148, 149
세균원인설 156
세균학 240
세포 85, 146~148, 151
세포면역설 240, 241, 243
세포병리학 83, 146~148, 240
세포설 242
세포학 151, 152
『소문』 26, 27, 32
소양인 188, 190, 191
소음인 190, 191
소작법 107, 108
송헌빈 128
시드넘 95~98, 101~104, 147
시칠리아 21, 22
식물분류학 58, 59
식물학 57
『신기천험』 219~221, 225, 226
신농 30, 265
『신농본초경』 30, 31, 50
신성병 20
『신성병에 관하여』 20
신전의학 264
『신주무원록』 130
〈신영상무도〉 123, 124
실비우스 87, 108
실험생리학 138

『실험소설론』 140
실험외과학 110
실험의학 139, 141, 142, 144
『실험의학 연구방법 서설』 139, 144
심장 76, 77, 79, 80
『심장의 운동에 관하여』 79, 81
심주설 79
심학론 222
12경맥 29, 31

ㅇ

아가멤논 19
아놋 177
아리스토텔레스 25, 33, 35, 40, 79
아스클레피오스 23, 35, 66, 263, 264, 268
아우렐리우스 35
아우엔브루거 98, 101, 102
아폴론 19, 23
알렌 195~198, 200, 201
약리학 138, 188
약물학 190
약전 31
약초 16, 17
양상선 30
양생 32
양생법 28
『어둠 속의 작업』 58
에를리히 241~243, 245, 246
에밀 졸라 140
엑스선 231~234
『여섯 해부도』 93

역병 17, 19
연금술 59, 62, 63
연금술사 59
『연금술에 관한 책』 63
열병 97
『열하일기』 42
『영국 노동 인구의 위생 상태』 177, 182
『영추』 26, 27, 30
「영혼묘용론」 220
「예문지」 28
예방의학 159
오운육기론 222
〈오장도〉 125, 128
오장육부 31, 46, 189
오텔디외병원 107, 137
오행 31, 189
오행론 222
왕립의사협회 117
왕빙 30
왕여준 44
왕절재 50
외과 86, 93
외과술 57, 61, 198, 201
『외과술의 실례』 107
외과의사 57, 58, 105, 106, 111, 112, 118, 119, 168
외과의사협회 119
외과학 131
「외형」 46
우두 119, 120, 198
우두법 120, 121, 197, 199, 200, 239
우생학 151

위생개혁운동　175~177, 181
위생경찰　204~209
『위생보감』　50
위생학　198, 201
『위에 있는 천체와 아래 있는 몸에 대한 논고』　64
유심론적 기계론　75
유완소　45
유종후　50
음양　31
음양오행　27, 29, 38, 188
의가　26
『의방유취』　47, 48
의사경찰　204, 205
의생　211, 212
「의생규칙」　211
의철학　263, 266
의학론　56
『의학의 기술』　104
『의학적 관찰』　104
『의학정전』　58
이동원　45, 50
이발사　57, 58, 61, 90, 119
이발사-외과의사　89, 91, 93, 105~107, 109
이븐 시나　58
이오니아　21, 22
이을호　215, 216
이익　128
이제마　187~193
인두법　116~118, 121, 239
『인신설개』　219

인체 해부　85, 110
인체실험　136, 141, 248, 249, 251
『인체의 구조에 관하여』　86, 90, 93
인체해부도　89
인체해부학　83, 89, 105
『일리아스』　17
일본　43, 44
『일화자본초』　50
임상의학　96, 98, 99, 101, 152
임억　30
임질　238

ㅈ
자연발생설　158
『자연발생설의 검토』　157
자연철학　57
『자연학』　40
「잡병」　46
장가산 한묘　28
장기무　214
장기병리학　83
〈장부도〉　129
장종정　45
장중경　30, 31, 192
잭슨　169, 171, 172
전신마취　170, 171
전신마취제　168, 169
전업 의사　20
전염병　97, 148, 155, 156, 158, 176, 205
전염병의 구성　97
전원기　30
전유형　128

『전체신론』 219~221
점성술 62
정근양 215
제너 118~120, 122, 155, 239
「제네바 선언」 251, 252
제멜바이스 155, 156
제중원 198
조헌영 194, 215, 216
「조화론」 220
종기 126, 128
종기의 105
『종류에 따른 약물의 배합에 대하여』 41
좌제 23
주단계 50
주술 29
주진형 45
중국 26, 29, 30, 42, 43, 47
『중국의적통고』 44
「증명에 관하여」 37
『증수무원록』 130
지석영 196~201
지혈 16
직업병 59, 68, 69
질병분류학 96
『질병의 장소와 원인에 관한 연구』 84
「집례」 51

ㅊ
채드윅 176~182
『천구들의 회전운동에 관하여』 87
천연두 114~118, 120, 122, 239
『천연두에 대한 예방접종』 122

청진기 99, 100
청진법 85
체액 38, 60, 82, 85, 94, 95, 101
체액면역설 240
체액병리학 85
체액설 60, 242, 243
최한기 219~226
치료학 142~144, 188
치병굿 17
『치종지남』 126

ㅋ
코르비자르 98
코페르니쿠스 87
코흐 158, 164, 165, 238~240
콜레라 164, 239
쿤트 231
크룩스관 233

ㅌ
타진법 85, 98, 99
탄저균 239
탄저병 158~161, 238
「탕액」 46
태양인 188, 190, 191
태음인 190, 191
토머스 쿤 40
특정병인론 85
티모니 117

ㅍ
파나케아 23

파라켈수스 55~57, 59~64
파레 107~109
파상풍 239
파스퇴르 156~165, 239, 240
파스퇴르 연구소 162
퍼시벌 250
포트 110
프로메테우스 167
프로타고라스 19
프리스틀리 168
플라톤 19, 25, 33, 35, 79
피르호 83, 85, 145~154
피타고라스학파 21
피험자 247, 252, 253, 256

ㅎ

하비 77~81, 135
『한방과 한약』 213
한서 28
한의학 부흥운동 213
해부도 88, 92
해부병리학 38, 83, 85, 230
해부학 84~87, 89~91, 112, 124, 131, 146, 222, 230
『향약구급방』 127
『향약집성방』 47
허준 43~48, 123, 125~128, 187
헌터 110~112, 136
헌터기념박물관 112
헬름홀츠 135
「헬싱키 선언」 252~255
혈액순환 77~79, 135
호메로스 17, 93
홉슨 219~221, 224, 225
『화기에 의해 생긴 상처의 치료법』 108
화타 30, 127, 128
황제 26, 27, 32, 265
『황제내경』 26~31, 46, 189
『회남자』 29
히기에이아 23, 66, 263, 264, 268
히포크라테스 18~20, 22, 33, 34, 69, 95~97, 107, 260, 263~265
「히포크라테스 선서」 19, 21, 22, 24, 33, 249, 261, 264, 265
『히포크라테스 전집』 15, 19, 20
힌클리 170, 171